MARIA CÂNDIDA

MENOPAUSA COMO JORNADA

Indicado para mulheres a partir dos 40 anos

Literare Books
INTERNATIONAL
BRASIL · EUROPA · USA · JAPÃO

Presidente do conselho:
Maurício Sita

Presidente:
Alessandra Ksenhuck

Vice-presidentes:
Cláudia Pires e Julyana Rosa

Diretora de projetos:
Gleide Santos

Assistentes editoriais:
Emerson Xavier e Júlia Almeida

Capa:
Bianca Cantone

Projeto gráfico e diagramação:
Gabriel Uchima

Beleza:
Elton Thadeu

Fotos:
Thom Foxx

Colaboração:
Fabiana Raulino

Revisão:
Letícia Pataquine e Aline Graça

Impressão:
Printi

Dados Internacionais de Catalogação na Publicação (CIP)
(Câmara Brasileira do Livro, SP, Brasil)

Cândida, Maria
Menopausa como jornada : indicado para mulheres a partir dos 40 anos / Maria Cândida. -- 1. ed. -- São Paulo : Literare Books International, 2025.

ISBN 978-85-9455-378-2

1. Hormônios femininos 2. Menopausa 3. Menopausa Terapia hormonal 4. Promoção da saúde 5. Saúde da mulher I. Título.

25-258003 CDD-618.175

Índices para catálogo sistemático:

1. Menopausa : Ginecologia : Medicina 618.175

Aline Graziele Benitez - Bibliotecária - CRB-1/3129

Literare Books International.
Alameda dos Guatás, 102 – Saúde – São Paulo, SP.
CEP: 04053-040
Fone: +55 (0**11) 2659-0968
Site: www.literarebooks.com.br
e-mail: literare@literarebooks.com.br

MISTO
Papel | Apoiando o manejo florestal responsável
FSC® C196274

MARIA CÂNDIDA

MENOPAUSA COMO JORNADA

À minha filha Lara,
a pessoa que mais amo neste mundo.

À minha mãe querida, Miriam, que me ensinou a ser
uma mulher correta, de fibra, estudiosa e
dar valor ao que realmente importa.

À minha tia Ligia, minha segunda mãe,
que é a tia mais gente boa, bacana,
topa tudo da face da Terra.

Dedico também ao meu tio Roberto,
que me salvou quando era bebê.

E menção especial ao meu companheiro de vida, Patrick.

Agradecimentos

Agradeço a todos os médicos que aguentam a minha infinidade de perguntas. Em especial ao dr. Luciano Giacaglia, que fez a revisão de boa parte deste livro.

Obrigada à minha ginecologista dra. Tânia Schupp, à dra. Dolores Pardini, à dra. Helena Hachul, à dra. Natália Colombo, à dra. Joele Lerípio, à dra. Paula Vinha, à dra. Elisa Brietzke, à dra. Ana Lúcia Récio e tantos outros que não tiveram seus nomes citados, mas que me ajudam a entender e traduzir a saúde feminina para milhares de mulheres brasileiras.

Sumário

O QUE VOCÊ QUER SER QUANDO CRESCER?

Por que ninguém nos pergunta o que ou quem queremos ser quando já crescemos, quando chegamos em uma etapa da vida que nos convida — talvez exija — uma nova reflexão, um novo olhar para o futuro? Aí sim a indagação faz todo sentido, não quando somos crianças. A maturidade traz uma mudança de chave, de padrão. E esse momento chega para todas nós, que felizmente estamos vivas, e vem de maneira sutil, porém firme. Curiosamente, é o nosso corpo feminino que faz o papel de nos questionar: "*Quem você quer ser agora?*".

Nesse ponto da vida, nossa história já é repleta de experiências, sucessos, fracassos e vários momentos com desafios. Entre eles, a menopausa e a maturidade, que chegam com renascimento, transformações, empurrões, tropeços, tudo junto. Essas mudanças não são um sinal de encerramento, por favor, mas de renovação. Só que precisa querer ver, querer participar, querer botar para fora essa mulher cheia de desejos que sei que está dentro de você, leitora.

É uma tremenda chance de dar aquela mudada geral, a famosa volta por cima. A inesquecível cantora Rita Lee tem uma música que fala o seguinte: "Um belo dia resolvi mudar... e fazer tudo que eu queria fazer... me cansei daquela vida vulgar...". Haverá dor, mas passará rapidinho diante de tantas possibilidades que você achava que nunca mais se apresentariam na sua vida. Na maturidade, você vai readequar a sua identidade, poderá renascer, é o segundo ato. Bem-vinda!

A maioria das mulheres ainda vê esse momento como decadência, falência, sofrimento e a entrada na pior fase da vida, já que agora "estamos ficando velhas". E a menopausa — sempre ela — pode ser terrível, não é mesmo? Pode, você está certa. Mas estamos aqui estudando para dar informações, achar soluções, alívio, conversas, exercícios alternativos, reposição, fitoterápicos, tudo para nos trazer bem-estar.

Não vou romantizar, porque muito do que vemos hoje da velhice são pessoas que não puderam se preparar fisicamente, psicologicamente e financeiramente como nós, aqui nos 50+, temos a oportunidade de fazer agora. Vou repetir: temos a oportunidade. Quando a gente vai ao médico e ouve: você precisa fazer exercícios, ser menos estressada, dormir melhor, perder peso, parar de fumar, todas fazem? Não. Mas todo mundo tem a oportunidade de melhorar a qualidade de vida.

Somos uma nova geração que tem tudo para envelhecer de forma ativa. Minha filha, que tem 19 anos, terá outra perspectiva do envelhecimento e, com certeza, menos medo. Infelizmente, nós mulheres, por causa dessa fantasia, dessa louca necessidade de atender ao desejo masculino, "não temos o direito" de avançar a idade sem neuras. Não é à toa que tantas ainda mentem, escondem o documento, falam que não comemoram mais o aniversário a partir de "certa" idade. Eu já fiz isso e sei que você também já fez, em alguma medida. E a menopausa, minhas amigas, o cabelo branco, as rugas são o marco que vem aí ou que já chegou a nossa hora.

Envelhecer apavora, assusta, porque não nos ensinaram nada sobre essa fase da vida. Hoje, temos mulheres se deformando com harmonizações faciais horríveis e até morrendo em mesas de cirurgia. Ficam todas com a mesma cara, aquele bocão artificial e tantas outras barbaridades. Outro dia encontrei uma amiga que não conseguia falar direito, porque estava com a boca semiparalisada. Quase não vemos homens se deformando. Por quê? Porque eles nunca foram cobrados pela aparência, nem pela velhice. Nós, sempre. Mas chegou a hora de eliminarmos tanta dor.

Será que nosso valor está só na aparência? Quantas mulheres de negócios, empreendedoras, investidoras estão se multiplicando pelo Brasil e pelo mundo! Estamos aumentando nossas conexões e, sim, fazendo a roda girar. Mulheres superinteligentes e bonitas, sim! Cada uma com a sua beleza e estilo. Engraçado que quando a mulher não é a bonequinha que serve, ela ganha corpo e não sofre tanto. Não precisa se modificar para agradar só ao outro ou aos outros.

Sou a favor de procedimentos e cirurgias, mas com responsabilidade e critério. Eu faço botox, agora estou testando uns lasers. Confesso que morro de medo, mas sei que são bons. Saber envelhecer é uma arte, que também aprendo a cada dia e divido com você nas minhas redes sociais.

O corpo, a mente e o coração têm uma maneira única de nos convidar a essa transição, a partir de sinais que impactam nossa disposição, nosso humor, nossa pele, nossos ossos, nosso peso, e até mesmo nossos sentimentos e relacionamentos. É uma revolução dos pés à cabeça. Cabe a nós lidarmos com tudo isso com gratidão, já que chegamos até aqui com saúde. Não é motivo de alegria com tanto sofrimento no mundo? E tem mulheres maravilhosas envelhecendo com lindeza e dignidade, que dá prazer de ver.

Este livro surge como um guia para ajudar a se preparar, entender e abraçar cada transformação. **Sim: a menopausa é uma jornada e não um fim.** O conhecimento sobre o que acontece com o nosso organismo é uma das ferramentas mais valiosas para viver plenamente. A ciência tem avançado sobre a compreensão da menopausa e de suas implicações para nossa saúde física e mental. Sabemos, por exemplo, que a queda nos níveis de estrogênio, o principal hormônio feminino, afeta desde o funcionamento do nosso metabolismo até a saúde dos nossos ossos e do nosso coração. Agora, médicos e cientistas estão falando também de efeitos no cérebro.

Em agosto de 2024, o *Jornal da USP* trouxe um estudo realizado na Universidade de Cardiff — situada no País de Gales — que confirmou que, durante o período de transição menopáusica, cerca de 80% das mulheres desenvolvem sintomas de transtornos mentais. De acordo com o psiquiatra Joel Rennó Júnior, coordenador do Programa de Saúde Mental da Mulher no Instituto de Psiquiatria (IPq) da USP, essas alterações têm base nos efeitos diretos dos hormônios sobre o sistema nervoso. As oscilações nos níveis de estrogênio e progesterona, típicas desse período, afetam neurotransmissores responsáveis pelo equilíbrio mental, como a serotonina. A redução no estrogênio, por exemplo, deixa algumas mulheres mais predispostas a transtornos de humor. Vou contar os meus altos e baixos nos capítulos a seguir. Não é fácil para as que têm sintomas severos. Ouço exemplos das minhas seguidoras nas redes sociais, todos os dias. Todo santo dia, mulheres pedindo socorro.

Nos últimos anos, pesquisas têm mostrado que mais de 80% das mulheres brasileiras passam por algum tipo de sintoma durante a fase da menopausa — sejam ondas de calor, alterações no sono, libido, mudanças de humor, emocionais, entre outros — e esses efeitos são intensos e diferentes para cada uma de nós.

Cada mulher vive a menopausa de uma forma. Temos genética e vivências totalmente diferentes, que no decorrer do livro vou avançar e explicar. É um momento em que precisamos de conhecimento e apoio. Quanto mais cedo entendermos o que se passa em nosso corpo, mais nos fortalecemos para tomar decisões assertivas, seja em relação ao nosso estilo de vida, aos cuidados com a pele, à alimentação, ao sono ou ao exercício físico.

Minha proposta aqui é compartilhar informação e práticas acessíveis, para que você possa escolher o que ressoa com o seu momento e com as suas necessidades. Este livro é um espaço de acolhimento, um companheiro para ajudá-la a viver com plenitude, compreendendo as mudanças hormonais ou equilibrando a sua saúde emocional.

Para quem só me conhece da TV, este é o terceiro livro de uma série que começou de forma despretensiosa, mas que, de alguma maneira, parecia estar no meu destino. Com ele, celebro uma trilogia sobre o poder transformador das mulheres — mulheres que brilham, reinventam-se, inspiram, cuidam de seus corpos, da sua alma e se conectam com o seu feminino.

Meu primeiro livro chama-se *Mulheres que brilham*, foi lançado em 2011, e conta a história de 50 das 144 mulheres transformadoras que entrevistei em 12 países. Andei pela África do Sul, Filipinas, Vietnã, Tailândia, Finlândia, Lituânia, Holanda, França, Peru, México, Estados Unidos e Brasil. Uma imersão no universo feminino durante quatro meses.

Meu segundo livro, *Lobas: guia para a maturidade com excelência*, de 2024, é sobre a minha jornada dos 40 aos 50 anos, com dicas práticas sobre envelhecimento, saúde física e mental, imagem pessoal, independência financeira, tudo o que queria que tivessem me falado antes dos 50.

No *Menopausa como jornada*, apresento um compilado de conversas com médicos, estudos científicos, aprendizados e experiências

Este livro é um espaço de acolhimento, um companheiro para ajudá-la a viver com plenitude, compreendendo as mudanças hormonais ou equilibrando a sua saúde emocional.

pessoais, formando uma trilha de conhecimento sobre um tema que acredito ser o divisor de águas na vida de uma mulher.

Não tenho dúvidas que a baixa de produtividade que a maior parte das mulheres experiencia com os sintomas da menopausa pode sim afetar o desempenho dela na vida pessoal e na carreira. Eu vivi isso: exaustão e irritação no limite. Uma empreendedora depende da sua vitalidade diária para fazer o seu negócio rodar. Essa mulher precisa de estratégias, talvez medicamentos, e apoio no ambiente de trabalho, porque senão ela cai.

Só para você ter uma ideia, na Grã-Bretanha, onde parece que as empresas estão se adaptando e reformulando políticas internas para mulheres nessa fase da vida, pesquisas mostraram que 1 em cada 10 trabalhadoras deixou sua função devido aos sintomas, que podem incluir ansiedade, alterações de humor, confusão mental, afrontamentos e períodos irregulares. Ou seja, essa funcionária não trabalhou em seu estado normal de saúde. Dois terços das mulheres com idades entre 40 e 60 anos que apresentavam sintomas relacionados à menopausa disseram que tiveram um impacto negativo em sua vida profissional devido à condição, segundo estudo do Chartered Institute of Personnel and Development.

Este meu terceiro livro *Menopausa como jornada* é um grito, uma chamada para quem está na meia-idade entenda que precisa se cuidar. Você é a prioridade a partir de agora. Eu iniciei essa segunda fase e sinto que estou só começando, aos 53 anos O melhor agora é que tenho mais segurança, sei exatamente o que quero. Sei também dizer não e colocar limites nos abusos.

Em 2024, completei 30 anos na TV brasileira, onde fiz absolutamente tudo de carreira. Sou jornalista, como você sabe, e passei por todos os estágios. Comecei aos 19 anos, em redação de jornal. Fui evoluindo até que cheguei à TV, em 1994. Viajei o mundo e o Brasil gravando reportagens, tive programas próprios, apresentei desde telejornais a entretenimento, cerimônias do Oscar e do Grammy, entrevistei atores e atrizes superfamosos de Hollywood, conheci gente que jamais conheceria se tivesse outra profissão. Mas também passei por momentos de baixa, de etarismo e me recompus, ficaria horas aqui para contar tudo. Para quem tiver curiosidade, tem muitas entrevistas minhas em podcasts no YouTube.

O público me acompanhou nessas décadas em várias emissoras e viu a chegada dos meus cabelos brancos, nos 50+. Só que as mulheres prestaram mais atenção, acredito que, porque, eu as estava representando. Mesmo as que acham o cabelo branco feio, de alguma forma, entenderam. Aquela loirinha que começou na TV lá atrás, jovem, agora envelhecia diante das câmeras sem vergonha de falar de menopausa, idade, libido, incontinência urinária, todo tipo de assunto tabu. Senti esse abraço feminino nas ruas. Virei mentora e consultora das mulheres maduras, o que é um privilégio e agradeço.

Desde 2019, decidi me dedicar à internet, falando só de assuntos femininos e maturidade, porque iniciei essa jornada lá atrás em 2009, quando viajei o mundo e entrevistei 144 mulheres em 12 países, como falei anteriormente. De 2010 em diante, comecei a fazer palestras, lancei livros, estudei muito sobre saúde feminina, gerações, poder feminino, independência, empoderamento, liberdade... Enfim, eu me segmentei na internet. Quando recebi o convite da TV Globo para voltar, depois de 20 anos, não pude recusar, claro! Tinha passado bons anos recebendo "nãos" do mercado e retornar para a Globo era o que mais queria para mostrar o quanto sempre fui uma excelente profissional, independentemente da idade. Falo da idade porque ouvi de muita gente que "já tinha passado meu tempo". Mas na TV Globo, reinei por quatro anos e meio. Tinha um quadro de curiosidades no *É de Casa*, gravado todo no celular, proeza para uma 50+. Implementei esse novo formato, tudo editado e coordenado por mim. Exatamente como sempre desejei. Dividia meu tempo entre TV e redes sociais, o que não era fácil.

Apesar de adorar fazer as outras coisas, estava me repetindo, o que não gosto. Saúde feminina e longevidade despontavam como meus temas prediletos, porque queria entender tudo que estava acontecendo comigo. Entrei na menopausa de fato em 2021, aos 50 anos. Imaginem viver os sintomas na pandemia? Nesse mar de confusão e perguntas, virei uma das apresentadoras do *Bem-Estar* e um tempo depois criei um quadro, dentro do programa *Encontro*, da TV Globo, chamado "Menopausa Sem Susto", com o objetivo de ajudar as mulheres a mapear seus sintomas. Deu muito certo! Mas queria mais.

Na TV aberta, em todas emissoras, não existe espaço e tempo para assuntos que exijam aprofundamento. Paralelamente, comecei a ganhar muito mais dinheiro com publicidade nas redes sociais e os orçamentos para palestras só aumentavam. Em um mês, cheguei a ganhar dez vezes mais que o meu salário na TV. Todo mês, juro, faturava pelo menos três vezes mais do que o meu fixo na Globo.

Mas o destino — a empresa já queria finalizar contratos para economizar — empurrou-me para a missão de ser empreendedora do audiovisual, dona do meu próprio negócio, da minha empresa, criar conteúdo multiplataforma, autoral, viajar dando palestras, mentorias, lançar meu terceiro livro e a cereja do bolo: o início da série documental "Menopausa Sem Fronteiras".

Menopausa Sem Fronteiras é uma série sobre a jornada de uma mulher 50+, no caso eu, que vou ao encontro de mais de 300 mulheres no climatério, em todos os continentes. Farei um raio-X da menopausa pelo mundo. Os dados virão das conversas e histórias de como as mulheres maduras de cada região passam por esse período da vida, mais os estudos científicos. Quero apresentar recortes raciais, sociais e vivências de mulheres diversas. Também responder a perguntas: quais são os sintomas que predominam em diferentes regiões? Todas têm? Habitat e estilo de vida influenciam ou a genética é mesmo o ponto determinante para entendermos a menopausa? Pretendo descobrir como cada uma alivia o mesmo desconforto e os sintomas em comum no mesmo continente, país ou região... O que a mulher da Amazônia usa e funciona? E a da Ásia, tem alguma dica? Pode ser uma planta, um chá ou uma meditação.

Tive de contar tudo isso para você, leitora, entender que mudei de fase, e encorajo cada uma a fazer o mesmo, se desejarem. E este livro é sobre isso. Não aconteceu em um ano ou dois, foi uma jornada de autoconhecimento, um mergulho. E não é que foi a menopausa a grande propulsora? Parece que o desconforto, os sintomas, lembravam-me todos os dias que existiam outros desconfortos a serem curados.

Essa inquietação levou-me a descobrir um conceito que está sendo estudado fora do Brasil: a *middlescence,* adolescência na meia-idade, que pode acontecer entre 40 e 60 anos. Algumas transições que ocorrem durante a *middlescence* são a menopausa, os filhos saindo de casa, um divórcio, maior cuidado com os pais, uma transição de carreira. A *middlescence* pode ser marcada por:

- Confusão e frustração.
- Autodescoberta.
- Reflexão.
- Reinvenção.

- Período de mudança.
- Dúvidas sobre o que poderia ter sido feito na vida.
- Desejo de encontrar ou criar mais sentido na vida.

É um privilégio compartilhar aprendizado e experiências pessoais com você, que, assim como eu, está trilhando o caminho do autoconhecimento e da autonomia. Este livro está dividido em cinco grandes grupos de temáticas que inspiram meus cursos e minhas mentorias, dividindo biologicamente, e não cronologicamente, as nossas transformações.

Sou a Maria Cândida, uma mulher 50+, sua parceira nessa caminhada de autodescoberta. Que este livro seja uma fonte de orientação e apoio para que juntas possamos explorar essa fase de forma mais leve. Eu gostaria de ter lido um livro assim nos meus 40+, por isso entrego os capítulos a seguir.

Obrigada pela oportunidade.

Com amor,

Maria Cândida
@mariacandidatv

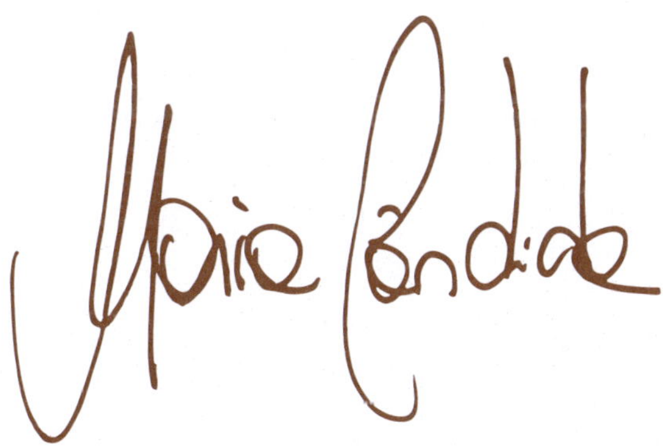

PARTE 1

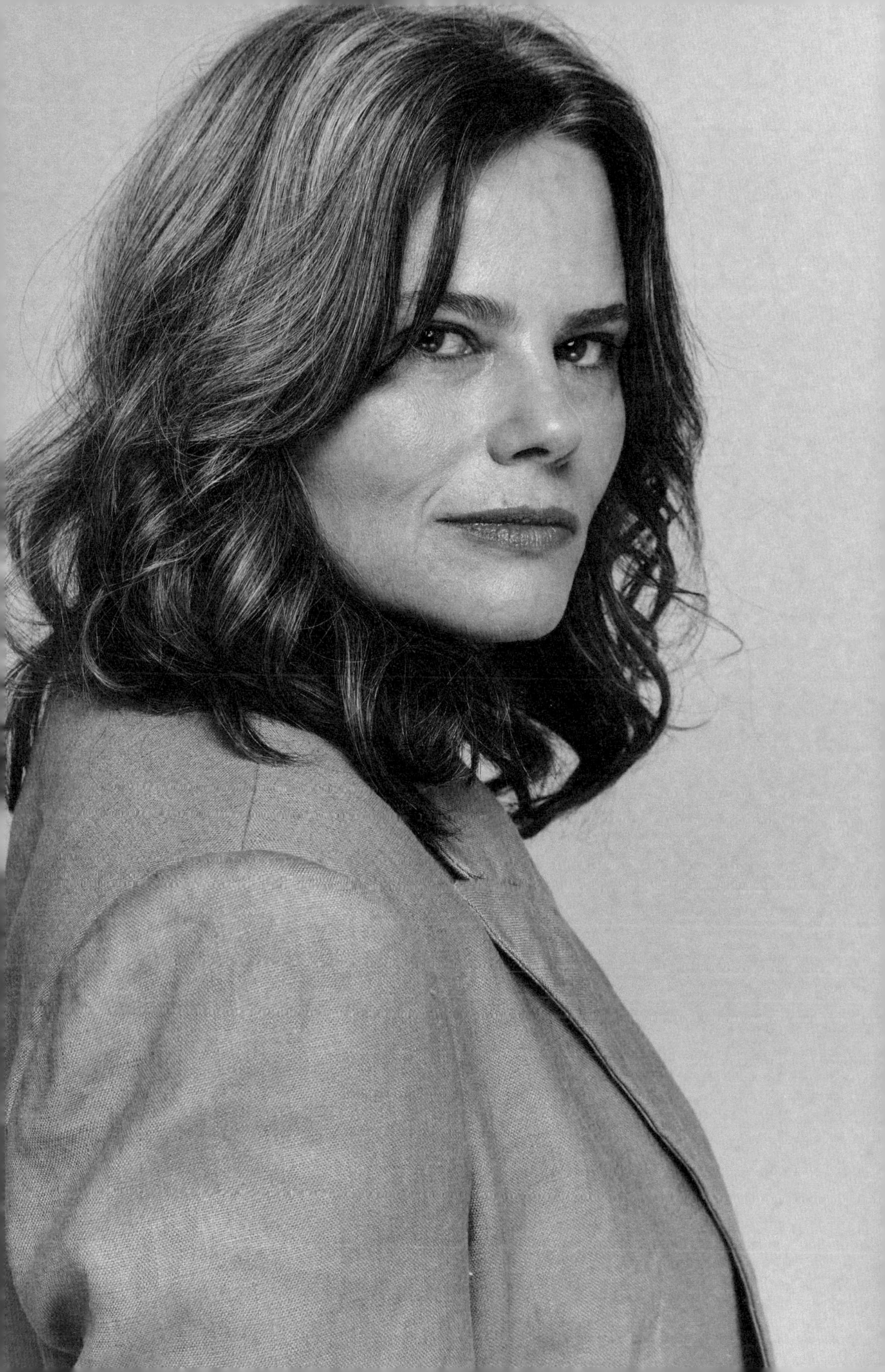

PARTE 1: COMPREENDENDO A TRANSIÇÃO

A palavra "menopausa" tem raízes gregas e carrega um significado bastante direto e descritivo. É formada pela junção de duas palavras:

- **Mēn (μήν)**: Significa "mês" ou "luas", referindo-se ao ciclo menstrual, que tradicionalmente segue os meses lunares.
- **Pausis (παῦσις)**: Significa "pausa" ou "cessação".

Juntas, "menopausa" pode ser traduzida como a "cessação dos meses" ou, mais precisamente, o fim dos ciclos menstruais.

O conceito de menopausa como um fenômeno fisiológico foi reconhecido há séculos, mas o termo começou a ser amplamente utilizado no início do século XIX. Foi cunhado pelo médico francês **Charles de Gardanne**, em seu livro de 1821 intitulado *De la Ménopause: Ou De L'Age Critique Des Femmes* (em português, "Menopausa: ou a idade crítica das mulheres"), no qual ele explorava as transformações e desafios associados a essa fase na vida das mulheres. Naquela época, a menopausa ainda era vista sob uma lente carregada de patologias, muitas vezes rotulada como um período de "doença" ou "declínio".

Com o tempo, o significado de menopausa foi expandido de concepções exclusivamente negativas. Hoje, ela é compreendida como uma transição na biologia feminina, marcada pela cessação permanente da menstruação e pela conclusão do período reprodutivo. Embora ainda carregue estigmas, especialmente relacionados ao envelhecimento, as discussões modernas a posicionam mais como um marco de transição e ressignificação na vida da mulher.

A palavra, portanto, carrega consigo tanto a precisão científica quanto um histórico-cultural de mudanças na forma como a sociedade entende e aborda o tema. A menopausa é uma jornada. Assim como a adolescência marca o início de nosso ciclo reprodutivo, a menopausa é o símbolo de um novo ciclo, que pede para ser vivido com consciência. Por muito tempo, essa fase foi tratada como algo a ser evitado, um "problema" ou "fim de linha".

A maturidade abriu um portal para mim daqueles filmes de ficção. No início, por volta dos 40, foi difícil, não tenho dúvida de que passei pela crise da meia-idade, mas agora estou na fase mais ativa e significativa da vida. Hoje, sou dona dos meus empreendimentos, do meu tempo, sinto-me mais vigorosa, bonita, segura e não me preocupo com os outros, sou mais focada. Eu não era assim. Alcançar esse estado exigiu muita terapia e, quando os sintomas da menopausa chegaram, reposição hormonal. Também aprendi, nessa década, a importância dos exercícios físicos para melhorar minha saúde mental e meus músculos. Entendi que preciso estar no peso saudável, porque se desandar – o que pode acontecer fácil em um ano –, fica difícil voltar, pela lentidão do nosso metabolismo nessa idade. Estudei muito sobre hormônios e virei praticamente uma *expert*, pronta para encarar tudo e mostrar ao mundo outro modelo de mulher 50+.

Cada uma de nós acha sua fórmula. É um trabalho individual. Essa é a minha experiência, mas e para você? Como você pode construir uma jornada que reflita suas próprias necessidades e objetivos? Se não tem nem ideia, fique tranquila, porque estamos só no início. Antes de seguirmos, quero contar que, ao longo deste livro, você vai encontrar alguns espaços de reflexão e exercícios com o objetivo de gerar um *planner* personalizado. São pequenas pausas criadas para anotar, pensar sobre o que leu e, aos poucos, construir um guia pessoal para essa fase. Pense neles como momentos em que possa se conectar profundamente com seu corpo e com essa jornada de autodescoberta.

Agora, se você é uma leitora que prefere não escrever diretamente nas páginas para manter o livro sempre intacto, tudo bem! Considere usar um caderno à parte ou mesmo um diário especial para essas anotações. O importante é que reserve esses momentos para si, deixando registrado o que sente, o que aprende e as mudanças que quer trazer para sua vida.

Escrever é um ato poderoso.

Quando apenas pensamos em algo, nossas ideias muitas vezes passam rápido, se misturam ou se perdem na correria do dia a dia. Mas quando colocamos no papel, damos forma concreta ao que estamos sentindo, como se estivéssemos organizando nossos pensamentos e, ao mesmo tempo, validando nossa experiência. A escrita nos permite ver com clareza, e em detalhes, o que muitas vezes está escondido em nosso interior.

Ao anotar, por exemplo, como nosso corpo está respondendo a uma mudança, quais são os sintomas ou emoções que mais aparecem, estamos construindo uma referência para acompanhar nossa jornada e perceber nosso próprio progresso. Além disso, escrever cria um registro pessoal que podemos consultar ao longo do tempo, nos lembrando de quem somos e de como superamos cada etapa.

O ato de escrever diminui a pressão mental. Colocar os sentimentos no papel, ao invés de mantê-los apenas na cabeça, nos dá uma sensação de leveza, como se estivéssemos dividindo o peso com o próprio papel. Não é o máximo? É uma forma de autocuidado, um momento de atenção plena e de conexão consigo mesma. Então, aproveite cada espaço de reflexão como uma oportunidade de conversar com você e transformar pensamentos em decisões e ações.

Vamos começar com um simples exercício. Iniciamos nosso livro refletindo sobre a frase "*O que você quer ser quando crescer?*".

Essa pergunta, que ouvimos tantas vezes na infância, abre o caminho para uma nova fase de autoconhecimento e redescoberta. A questão, como já mencionamos, não é mais "o que ser" de uma maneira fixa, mas de uma forma que faça sentido para você, em todas as áreas da vida: "**o que eu quero para mim a partir de HOJE?**".

Neste momento, vamos criar uma nuvem de palavras para capturar tudo aquilo que você deseja para a sua vida hoje. Neste quadro em branco, você pode soltar todas as palavras, sentimentos, sonhos e até pequenas frases que representam o que busca. Lembre-se de incluir aspectos da sua vida pessoal e profissional, mas vá além: pense nos seus valores, nos lugares que quer visitar, nas relações que deseja fortalecer, nos projetos que quer desenvolver, nas habilidades que quer aprender e na forma como deseja se sentir consigo mesma.

Não se preocupe com a ordem ou com a perfeição, e sim com a autenticidade. À medida que for escrevendo, dê destaque (com letras maiores ou em negrito) àquilo que é mais importante para você neste momento. Essa é uma maneira visual de perceber suas prioridades e de reconhecer o que realmente valoriza.

Deixe que as palavras fluam livremente — lembre-se de que essa nuvem é sua, e aqui não há certo ou errado. Talvez você queira escrever palavras como "tranquilidade", "energia", "empatia", "reconhecimento profissional" ou até frases como "conectar-me mais com a família", "sentir-me segura com o meu corpo" ou "buscar novos horizontes".

A ideia é que, ao final desse exercício, você tenha uma visão mais ampla e visual dos seus desejos atuais, uma bússola para nortear a jornada que faremos ao longo deste livro.

A minha nuvem de palavras atual

Agora que você colocou no papel tudo o que deseja para a sua vida, a convido a pensar em como esses sonhos se relacionam com o que está vivendo ou que logo viverá.

Essa nuvem de palavras reafirma que, durante a fase da menopausa, seu propósito e os valores que cultiva continuam a existir — e podem até se fortalecer. Agora, ao visualizá-la, você pode alinhar suas metas ao que seu corpo precisa para estar preparado para realizá-las, transformar alguns sonhos e abrir espaço para novas possibilidades. Se algumas palavras em sua nuvem remetem à paz e ao bem-estar, talvez seja o momento de buscar práticas e hábitos que sustentem essa tranquilidade. Se você destacou projetos pessoais ou profissionais, é hora de refletir sobre como deseja prosseguir, as ajudas das quais seu cérebro precisa e quais adaptações são necessárias para que esses projetos sigam com você.

Lembre-se de que essa fase traz mudanças profundas no corpo e na mente, mas, com autoconhecimento, é possível continuar construindo uma vida que reflita quem você é, de forma ainda mais plena e consciente.

A menopausa pode, sim, ser um ponto de inflexão, um marco em que você se reconecta com as suas verdadeiras prioridades e encontra um novo ritmo que honra cada palavra da sua nuvem.

Ponto de atenção

Muitas mulheres chegam à menopausa sem saber o que querem e do que gostam, pois, de alguma forma, quando casaram ou tiveram filhos, sem perceber, foram se abandonando, o cuidado que tinham com elas mesmas passou para todo mundo... até para o cachorro da vizinha. E para retomar o autocuidado? Como faz? Ouço isso todos os dias por *direct* nas minhas redes sociais: "não sei em que momento eu me perdi de mim".

Por isso, a proposta aqui, de escreverem seus desejos, ambições, em um jogo de vale tudo, é porque chegou a hora, mulherada! Você tem duas opções: achar tudo horrível e viver infeliz. Ou virar o jogo e botar o poder de loba a seu favor, falar para o mundo e para o seu corpo que quem manda é você, procurar médicos que a ajudem, redes de apoio como este livro e arrebentar.

Cada palavra, cada desejo que colocou aqui é um lembrete de que, independentemente das mudanças físicas, o que quer para a sua vida — e a pessoa que você se tornará ao longo da jornada — merece toda a sua atenção, cuidado e carinho.

O processo menopáusico é, na verdade, uma oportunidade de nos conectarmos com quem somos de forma autêntica, sem as pressões do passado e com uma maturidade que nos permite enxergar o que realmente importa.

Entender a menopausa é o primeiro passo para vivê-la com plenitude. Aqui, em vez de se concentrar em perdas, vamos explorar o que há de positivo e transformador nessa transição. Cada sintoma, cada mudança hormonal, física e emocional tem um propósito e, quando compreendido, pode ser acolhido de maneira poderosa. Nesta primeira parte, exploraremos o que é a menopausa, desvendando o papel dos hormônios e como eles impactam nossa saúde, nosso humor e nossa visão de mundo. Esse entendimento é essencial para trilhar os próximos passos da maturidade com confiança.

Cada sintoma, cada mudança hormonal, física e emocional tem um propósito e, quando compreendido, pode ser acolhido de maneira poderosa.

CAPÍTULO 1: Criando um guia antecipado para a menopausa

Introdução à menopausa e seu impacto. A importância de reconhecer essa fase como um marco natural e poderoso

A menopausa não ocorre de repente, mas vai se instalando aos poucos, quase como uma visitante que chega devagar, mudando o ambiente até que nos acostumamos com sua presença. Para algumas mulheres, ela surge sorrateira, com sintomas leves e fáceis de lidar. Para outras, a experiência é mais intensa, exigindo muitos ajustes no dia a dia. Antes de falarmos de hormônios, precisamos entender o que é o Climatério, o que é Menopausa Precoce, Menopausa Tardia, Perimenopausa, Menopausa e Pós-Menopausa, segundo a literatura médica:

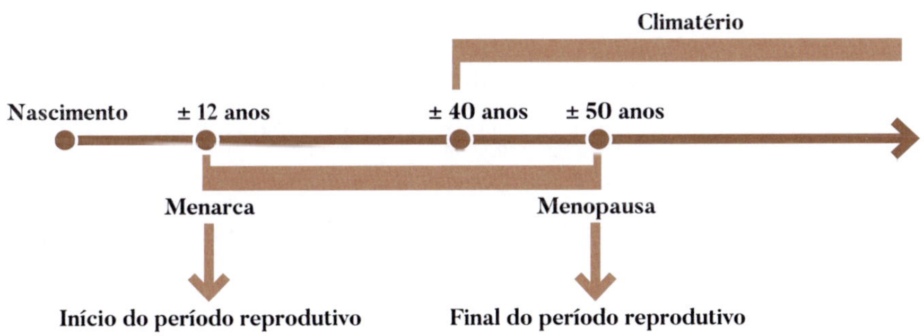

Fonte: Dia Mundial da Menopausa (UNIFESP). Disponível em: https://www.sp.unifesp.br/gineco/gineco/noticias/dia-mundial-da-menopausa

- **Climatério:** são os três momentos juntos, desde que a mulher começa a ter algum sintoma ou irregularidade na menstruação. O climatério engloba a perimenopausa, menopausa e pós-menopausa.
- **Perimenopausa:** é o período anterior à menopausa e pode variar de quatro a oito anos de duração, segundo a literatura médica. Começa aos 40+. A maioria das mulheres brasileiras entra na menopausa por volta dos 50 anos. Os ovários começam a produzir menos estrogênio e outros hormônios reprodutivos nessa fase. Por isso, a mulher pode sentir alguns sintomas típicos de menopausa como calores, irritação, ressecamento vaginal, insônia, entre outros. É o corpo que avisa que uma nova fase vem por aí.
- **Menopausa:** 45 aos 55 anos (as que entram depois de 55 anos têm menopausa tardia). Uma mulher entra na menopausa quando passa por 12 meses seguidos (importante, SEGUIDOS) sem menstruar. Aí, ela chega à menopausa. Antes disso está na perimenopausa. Se ela não menstruar por dez meses e menstruar no 11º mês, essa mulher continua na perimenopausa. Esse vai e vem é muito comum quando a menopausa está se aproximando de fato.
- **Pós-menopausa:** é o primeiro dia depois que essa mulher entrou na menopausa até o fim da vida. Alguns médicos dizem que, em média, depois de 10 anos, os sintomas tendem a diminuir. Mas isso depende de genética, de raça, de estilo de vida, do meio ambiente em que ela vive. Não existem estudos científicos com dados que possam dizer por quanto tempo mais vai haver sintoma. Se cada mulher tem uma menopausa diferente, você imagina que esses dados só chegarão daqui a décadas, porque agora que estão estudando o assunto mais profundamente.

Tipos de menopausa

Menopausa Precoce: acontece antes dos 40 anos. Ela é descrita como "*premature menopause*", na literatura médica americana. Pode ser influenciada por histórico familiar, tabagismo, algumas medicações e tratamentos, cirurgias, quimioterapia, radioterapia, histerectomia, retirada dos ovários, entre outros.

Menopausa Antecipada: dos 40 aos 45 anos. Os médicos especialistas americanos referem-se a esse "tipo" de menopausa como "*early menopause*" e eles afirmam que o adiantamento ainda é uma incógnita. Como falei anteriormente, pode ter a ver com as causas citadas, também com doenças autoimunes, mas em ambos os casos, segundo o dr. Hugh Taylor, da Yale Medicine, é devastador, porque a mulher está em idade fértil e não se preparou para essa parada brusca na vida reprodutiva. Por isso é tão importante que todas, de qualquer idade, saibam sobre menopausa. Vai que acontece um câncer ou essa mulher de 32 anos, por exemplo, tem que tirar o útero? Precisamos informar as nossas meninas.

Menopausa Tardia: depois dos 55 anos. Existem estudos em andamento na Columbia University, nos Estados Unidos, que associam a menopausa tardia à longevidade da mulher. Talvez a mulher viva mais, mas nada foi provado. Mas já é um fato entre os cientistas que os maiores problemas de saúde feminina começam a acontecer quando a mulher entra na menopausa e seus ovários param de funcionar. Portanto, se fosse possível deixar esses ovários em funcionamento até pelo menos os 70, teríamos uma qualidade de vida bem melhor. Mas teríamos aumento de outras doenças. Enfim... Tudo ainda está em estudo. Quem tiver curiosidade de ler a matéria completa, está no jornal *NY Times* de 2024: "Is Delaying Menopause the Key to Longevity?", indico.

- **Histerectomia:** mulheres que tiram só o útero podem ter uma variação hormonal no início, mas não entram na menopausa.

- **Histerectomia total:** retirada do útero e ovários. A mulher entra na menopausa na hora.

- **Ooforectomia bilateral:** retirada dos ovários pelo risco de câncer faz a mulher entrar na menopausa. Chama-se menopausa cirúrgica. A atriz Angelina Jolie fez essa cirurgia como prevenção, porque sua mãe morreu de câncer e ela tinha o gene.

- **Quimioterapia:** a quimio pode causar menopausa precoce em mulheres que fazem o tratamento. Ela pode danificar os ovários e destruir as células foliculares, o que leva ao fim do período reprodutivo. Mas depende da idade e da quantidade de sessões de quimioterapia. Mulheres mais jovens têm menos chances de entrar na menopausa precoce. Mas cada caso é um caso. Quanto mais próxima a mulher estiver do momento de sua menopausa natural, maior a probabilidade de sua função ovariana não voltar ao normal após a quimio.

Quando os níveis de estrogênio e progesterona, dois hormônios femininos essenciais, começam a cair, o corpo envia sinais de que o equilíbrio precisa ser revisto. E esses sinais não são apenas físicos. A química do nosso cérebro também muda, afetando neurotransmissores como a serotonina, o que explica por que sintomas emocionais como ansiedade, irritabilidade e, em alguns casos, depressão podem surgir. Ao contrário do que muitas vezes se acredita, esses sintomas não são "drama" ou "fragilidade", mas uma resposta biológica genuína.

Imagina só: jovens aprendendo sobre hormônios, com a importância que eles merecem, que a menopausa é uma etapa que todas as mulheres vão passar, e que, longe de ser algo a temer ou esconder, é uma nova fase da vida que marca uma virada. Esse conhecimento ajudaria a construir uma sociedade mais empática e menos etarista, na qual o apoio seria presente e os preconceitos poderiam ficar para trás.

Ao falarmos mais abertamente sobre a menopausa, também ajudamos a diminuir aquele peso que muitas mulheres sentem quando chegam nesse período. Fica claro que não há nada de errado com elas — é apenas mais uma mudança que faz parte da trajetória. Essa troca de experiências e saberes nos faz crescer como sociedade e nos ensina a dar suporte umas às outras de uma forma mais verdadeira e humana.

Compreender esse processo é essencial para desmistificar a menopausa. Ao entender as razões científicas por trás dessas mudanças, desenvolvemos uma atitude mais compassiva e realista em relação ao nosso corpo.

Estamos diante de um convite para olharmos para nós mesmas com mais cuidado e, ao mesmo tempo, com mais liberdade. Afinal, quando sabemos o que está acontecendo, somos capazes de fazer escolhas mais saudáveis, de adotar práticas que nos tragam bem-estar e de encarar essa fase como uma etapa de fortalecimento.

O artigo intitulado "Strategies to improve menopausal quality of life: A systematic review" apresenta uma revisão sistemática de estudos intervencionais realizados no Irã (isso mesmo, no Irã), em 2018, focando em estratégias para aprimorar a qualidade de vida de 12 mulheres na menopausa. As intervenções identificadas foram classificadas em três categorias principais: atividade física, medicina complementar e programas educacionais. Os resultados mostraram que a prática regular de exercícios físicos demonstrou eficácia na redução de sintomas vasomotores, como ondas de calor, além de melhorar distúrbios do sono e problemas psicológicos, contribuindo para a melhoria geral da qualidade de vida. O uso de produtos contendo fitoestrógenos (hormônios naturais encontrados em plantas) e isoflavonas (tipo específico de fitoestrógeno), como soja, alcaçuz e trevo-vermelho, mostrou-se benéfico como atenuante dos sintomas menopausais, especialmente quando combinados com atividades físicas e programas educacionais. Participar de sessões educacionais e de aconselhamentos revelou-se eficaz no aumento do conhecimento sobre a menopausa, promovendo mudanças positivas no estilo de vida e, consequentemente, melhorando a qualidade de vida.

A ingestão adequada de nutrientes, especialmente cálcio e vitamina D, é fundamental para a preservação da densidade óssea e prevenção da osteoporose. A prática de exercícios físicos, incluindo atividades aeróbicas e de resistência, favorece a saúde cardiovascular e o controle do peso. A hidratação adequada e o cuidado com a pele diminuem a secura associada à diminuição de estrogênio.

Terapias complementares, como yoga e meditação, têm demonstrado eficácia na redução de sintomas como ansiedade e insônia. A educação continuada sobre a menopausa empodera as mulheres, proporcionando-lhes ferramentas para enfrentar essa transição com conhecimento e confiança.

A antecipação da menopausa entre mulheres brasileiras é um fenômeno multifatorial que requer abordagem holística e individualizada. A compreensão dos determinantes envolvidos e a implementação de medidas preventivas e terapêuticas baseadas em evidências são essenciais para assegurar qualidade de vida e bem-estar durante e após essa transição.

Por que começar cedo?

O impacto de encarar a menopausa de forma consciente é profundo.

Quando nos preparamos para essa fase e conhecemos o que pode acontecer, conseguimos manter uma postura de aceitação em relação às mudanças, transformando a menopausa em uma etapa de novas descobertas, sem tanto medo.

Conhecer as modificações hormonais, as oscilações emocionais e até as questões culturais e sociais em torno desse tema nos ajuda a trilhar um caminho mais leve e conectado com a nossa própria história.

A menopausa ainda é um tema que desperta inúmeras dúvidas, e o que mais impacta é o mistério que parece cercar essa fase. Afinal, por que o corpo feminino passa por transformações tão profundas, e o que essas mudanças significam em uma trajetória de vida?

É curioso pensar que, durante a maior parte de nossas vidas, o corpo parece seguir um ritmo previsível. Com a chegada da menopausa, porém, entramos em um território novo, onde o próprio

Conhecer as modificações hormonais, as oscilações emocionais e até as questões culturais e sociais em torno desse tema nos ajuda a trilhar um caminho mais leve e conectado com a nossa própria história.

organismo nos convida a redescobrir nosso ritmo, nosso equilíbrio e até a nossa identidade. Esse convite, embora muitas vezes envolto em incertezas, é também um chamado para uma forma mais plena e livre de existir. Assim, entender o que acontece por trás dessas transformações se torna um passo essencial para transformar o desconhecido em uma etapa de autodescoberta e crescimento.

Compreender o "como" das mudanças hormonais é um ponto de partida. À medida que o corpo reduz a produção de hormônios como o estrogênio e a progesterona, o equilíbrio com o qual nos acostumamos vai sendo alterado. Essas mudanças afetam não apenas o sistema reprodutivo, mas também uma ampla gama de processos. Parece surpreendente que dois hormônios possam impactar tantas áreas da nossa vida, mas esse é o cenário da menopausa: uma transformação integrada, que nos desafia a cuidar de cada aspecto do corpo e da mente.

A abordagem tradicional, que muitas vezes limita a menopausa aos seus aspectos físicos, perde de vista a complexidade dessa fase. Cada mudança fisiológica traz consigo um reflexo emocional e psicológico, e é justamente aí que a experiência ganha profundidade. Quando aceitamos o que se passa dentro de nós, com as flutuações de humor, a sensibilidade e a reavaliação de valores que a menopausa frequentemente traz, abrimos espaço para a compreensão de que essa é uma jornada de corpo e alma, em que cada sintoma é um sinal de transformação.

A menopausa nos convida a uma nova relação com nosso próprio corpo, nossos sentimentos e até mesmo nossas aspirações. Com essa perspectiva, deixa de ser um mistério ou uma luta e se torna uma oportunidade de empoderamento e renovação. Vou repetir isso muitas vezes neste livro, porque esse é o tema central.

CAPÍTULO 2: Antecipando as transformações na perimenopausa

Explicação sobre a perimenopausa, seus sintomas iniciais e como ela prepara o corpo para a menopausa

A perimenopausa (peri = ao redor) é o período que antecede a menopausa, como já mencionamos no capítulo anterior. Como indica o prefixo "peri", que quer dizer "ao redor", nosso corpo está nos preparando para a chegada da menopausa, o fim do período fértil. Essa fase pode começar por volta dos 40 anos, mas para a maioria das mulheres ocorre nos 45+. Eu senti mudanças no ciclo aos 48 anos.

Esse período de transição é sutil no início, quase como um sussurro do corpo anunciando que mudanças estão a caminho. Muitas vezes, o primeiro indício vem na forma de alterações no ciclo menstrual. O que antes era pontual, pode se tornar irregular, com ciclos mais curtos, mais longos ou até mesmo fluxos que variam de intensidade e cor, sem aviso prévio. Meu ciclo ficou mais curto e a cor que era avermelhada virou um tom amarronzado.

Além das mudanças na menstruação, a perimenopausa pode trazer sensações inesperadas para uma mulher que nunca vivenciou nada parecido com sintomas da menopausa. Fogachos e suores noturnos são clássicos que podem aparecer. Para mim, surgiram leves bem próximos dos 50 anos, quando entrei mesmo na menopausa. O fogacho é um calor repentino que sobe pelo corpo, pelo pescoço e rosto, principalmente, deixando as bochechas vermelhas e o suor escorrendo. Se for à noite, pode transformar o sono em um verdadeiro pesadelo e deixar a cama molhada.

Falando em fogachos, imagine uma executiva em uma reunião importante. Enquanto apresenta um relatório ou discute estratégias com sua equipe, um calor súbito toma conta do corpo. A temperatura parece disparar, uma fina camada de suor surge na testa, no rosto e no pescoço, enquanto a mente luta para manter a concentração. A camisa começa a grudar na pele, e a necessidade de aparentar calma e controle se torna aparente desespero. Passar por isso, ao vivo, em um programa de TV é uma experiência horrível. Aconteceu comigo.

Uma mulher pode ser surpreendida por um fogacho enquanto dirige, se exercita ou até mesmo durante um jantar romântico. Não tem hora para aparecer. Se você compreende que esse é um fenômeno interno, fica mais fácil saber o que está acontecendo, sem precisar ficar buscando quem desligou o ar-condicionado e ligou o aquecedor.

O sono pode apresentar muitas alterações. Em tempos de redes sociais e trabalho remoto, a dificuldade para dormir já acontece com milhões de pessoas. De acordo com o Instituto do Sono, a luminosidade do celular vai inibindo a liberação da melatonina, fazendo com que o sono demore cada vez mais a chegar. Em alguns casos, as pessoas só se sentem capazes de dormir se estiverem com o celular por perto. Isso é péssimo. Devemos desligar o celular e as telas pelo menos duas horas antes de dormir, segundo os médicos.

E aí vem os suores noturnos, que garantem que você acorde às 3h da manhã coberta de calor e pensando na origem do universo ou na lista de compras do supermercado. A privação de sono é como aquela pessoa que aparece só para aumentar o caos da festa emocional.

Muitas mulheres apresentam insônia, já na perimenopausa. Acordar no meio da noite, sem motivo aparente, pode se tornar um padrão frustrante, transformando as madrugadas em longas horas de exaustão. Esse sono irregular impacta diretamente o dia a dia. Uma mulher pode acordar sentindo-se mais cansada do que ao deitar-se, sem energia para encarar os desafios diários.

As causas dessas mudanças no padrão de sono estão diretamente ligadas às alterações hormonais. Os hormônios que antes garantiam estabilidade e ritmo ao corpo passam a oscilar, interferindo no ciclo natural do sono.

O humor também sofre. A irritabilidade e a sensação de esgotamento tornam-se companheiras constantes, enquanto a capacidade de concentração é reduzida, afetando o desempenho em atividades profissionais e pessoais.

As situações do cotidiano revelam a extensão desse sintoma. Uma mulher pode lutar contra a exaustão em uma reunião importante ou se sentir incapaz de acompanhar uma conversa simples em casa devido à fadiga. Esses momentos evidenciam como as noites maldormidas transcendem o período noturno, moldando o humor, a produtividade e até os relacionamentos.

A perda de libido é uma das mudanças mais delicadas e, muitas vezes, inesperadas. Para muitas mulheres, o desejo sexual, antes natural e espontâneo, passa a se tornar raro ou até ausente. Essa mudança, embora comum, pode trazer confusão, frustração e, em alguns casos, afetar relacionamentos íntimos.

A principal causa dessa perda de desejo acontece porque a mulher para de fabricar o principal hormônio sexual feminino, o estrogênio. A secura vaginal, por exemplo, pode tornar o contato íntimo desconfortável ou até doloroso, criando uma barreira para o prazer. O cansaço crônico, amplificado por noites maldormidas, também desempenha um papel importante, drenando a energia necessária para manter a conexão sexual.

No plano emocional, oscilações de humor e episódios de ansiedade ou tristeza, tão comuns na perimenopausa, também podem diminuir o interesse por intimidade. Além disso, a percepção de si mesma, muitas vezes influenciada por mudanças no corpo, como ganho de peso ou alterações na pele, pode afetar a autoconfiança, interferindo no desejo sexual.

Esses fatores se manifestam de formas distintas. Uma mulher pode evitar situações de intimidade, preferindo se concentrar em outras áreas da vida, como trabalho ou família. Outras podem perceber a ausência de excitação mesmo em momentos de proximidade, sentindo-se desconectadas de uma parte importante de si mesmas.

Durante o climatério, mudanças no corpo podem tornar o controle do peso um desafio, mesmo para aquelas que mantêm hábitos alimentares e rotinas de exercício. Uma das principais alterações está na redução do metabolismo basal, diretamente ligada à queda nos níveis de estrogênio. Esse hormônio, entre suas muitas funções, influencia a eficiência com que o corpo queima calorias em repouso. Com sua diminuição, o organismo passa a gastar menos energia, o que torna mais fácil ganhar peso, mesmo sem alterações significativas na alimentação.

Ocorre uma redistribuição da gordura corporal. O que antes era mais uniforme passa a se concentrar, principalmente, na região abdominal. Esse padrão de acúmulo de gordura está associado a um risco maior de doenças cardiovasculares, como hipertensão e diabetes, trazendo preocupações não apenas estéticas, mas também de saúde.

Sono e ganho de peso, o que têm a ver? Problemas comuns durante a menopausa, como insônia e os desconfortáveis suores noturnos, comprometem a qualidade do sono e afetam os hormônios responsáveis pela regulação do apetite, como a grelina e a leptina. Isso pode levar a um aumento no desejo por alimentos calóricos, criando um ciclo de ganho de peso difícil de quebrar.

Muitas mulheres encontram nos alimentos — especialmente aqueles ricos em açúcar ou gordura — um conforto emocional momentâneo, o que contribui ainda mais para o aumento de peso. A perda gradual de massa muscular, que começa na idade próxima dos 40 anos, se soma a esses desafios. O tecido muscular é metabolicamente mais ativo que o tecido adiposo, o que significa que sua redução diminui a capacidade do corpo de queimar calorias. Essa perda muscular é particularmente notável em mulheres que não mantêm uma rotina de exercícios de peso, especialmente aqueles voltados ao fortalecimento muscular, como musculação e pilates.

A irritabilidade durante a perimenopausa pode transformar qualquer mulher numa versão exagerada de si mesma — como se a paciência, que antes era firme como uma rocha, de repente tivesse virado areia fina sendo levada pelo vento.

Aquela reunião que já era chata agora parece insuportável, o barulho do liquidificador soa como uma sirene de emergência, e até o som de alguém respirando mais alto pode disparar pensamentos do tipo: "*Será que dá para viver sem esse pulmão?*".

Os gatilhos estão por toda parte. O trânsito parece mais lento, as crianças mais barulhentas, o parceiro mais confuso, e até mesmo aquele pobre cachorro que sempre late pode se tornar alvo de um olhar mortal. É como se o mundo inteiro tivesse combinado de testar os seus limites. E que teste!

Tudo isso acontece porque, nos bastidores do nosso corpo, os hormônios estão promovendo um verdadeiro show de desequilíbrio. O estrogênio e a progesterona, que antes nos ajudavam a manter a calma e a serenidade, resolvem dar uma pausa dramática, deixando o cérebro como um palco sem diretor.

O resultado? Um desfile caótico de emoções, e a irritabilidade, geralmente, é a estrela principal. Para mim, foi o que mais pegou. Sem reposição hormonal, fico irritada em um nível que toda hora tenho vontade de "brigar", pequenas coisas me tiram do sério. Viro uma espécie de justiceira.

A boa notícia é que isso não define você — é só o seu corpo tentando navegar por um oceano de mudanças. Entre um suspiro exasperado e outro, é sempre bom lembrar: até as melhores capitãs enfrentam tempestades. E as histórias mais engraçadas geralmente vêm dos dias mais turbulentos. Na hora, é uma raiva louca, mas a gente ri depois... até vir outro surto. Meu Deus!

Essas transformações não param por aí. A produtividade, tanto física quanto mental, também passa por oscilações. A energia, que parecia ilimitada em outros tempos, dá lugar a uma sensação de cansaço que não se explica apenas por uma noite maldormida. A concentração pode falhar, e tarefas antes simples parecem demandar um esforço maior. É como se o corpo e a mente estivessem ajustando suas engrenagens, buscando um novo equilíbrio em meio às mudanças.

Diante de tudo isso, é natural sentir que o ritmo de vida precisa ser renegociado. Mas essas mudanças, por mais desafiadoras que sejam, não precisam ser encaradas como um sinal de perda. Elas são,

A boa notícia é que isso não define você — é só o seu corpo tentando navegar por um oceano de mudanças. Entre um suspiro exasperado e outro, é sempre bom lembrar: até as melhores capitãs enfrentam tempestades.

na verdade, uma oportunidade de reconexão com o próprio corpo e suas novas demandas. Reconhecer que essas transformações fazem parte de um ciclo natural é o primeiro passo para navegar por essa fase com mais serenidade e autocompaixão. Vá pelo caminho positivo porque, do contrário, pode ser doloroso.

Antes de avançarmos para o próximo capítulo e explorarmos mais profundamente o fascinante universo dos hormônios, disponibilizamos um *Mood Tracker* exclusivo para você. Esse recurso foi pensado para ajudá-la a refletir sobre seu estado emocional e monitorar possíveis oscilações ao longo do tempo. Acompanhar como você se sente diariamente é um passo essencial para identificar padrões, gatilhos e mudanças, proporcionando insights valiosos para o cuidado com o seu bem-estar. Utilize-o como uma ferramenta de autoconhecimento e conexão com suas emoções. Leve essa tabela para o seu médico. Você é a única que pode monitorar, em detalhes, o "sobe e desce" hormonal.

Possível legenda para os estados de humor (você pode adaptar com seus próprios desenhos, palavras, números, cores, símbolos e emojis):

- [IN] Incrível
- [BE] Bem
- [+/-] Mais ou menos
- [DP] Deprimida
- [PR] Produtiva
- [EX] Exausta
- [RX] Relaxada
- [ET] Entediada
- [IR] Irritada
- [TR] Triste
- [RA] Raiva
- (Acrescente + | ++ | +++ para os níveis)

Tabela de acompanhamento do humor (Mood Tracker)

Ano: ___________

Dia	Jan	Fev	Mar	Abr	Mai	Jun	Jul	Ago	Set	Out	Nov	Dez
1												
2												
3												
4												
5												
6												
7												
8												
9												
10												
11												
12												
13												
14												
15												
16												

Dia	Jan	Fev	Mar	Abr	Mai	Jun	Jul	Ago	Set	Out	Nov	Dez
17												
18												
19												
20												
21												
22												
23												
24												
25												
26												
27												
28												
29												
30												
31												

Agora, é hora de olhar mais de perto para as forças por trás dessas mudanças: os hormônios. Eles, que por tanto tempo governaram silenciosamente o funcionamento do nosso corpo, agora assumem o papel principal nesse enredo. No próximo capítulo, vamos explorar como essas moléculas poderosas influenciam cada aspecto da saúde e da vida feminina, para compreender melhor o impacto das oscilações.

CAPÍTULO 3: O relógio biológico e a queda dos hormônios

Entendimento dos hormônios femininos e suas mudanças

Neste capítulo, vamos explorar a "sopa de letrinhas" dos hormônios. Entendo que seja uma abordagem mais "biológica" e "técnica", mas minha intenção é ensinar a entender exatamente o que está acontecendo com o seu corpo. Tudo o que menciono aqui foi apurado em entrevistas com médicos.

As oscilações fazem a gente sentir raiva de passar pela menopausa. Muita mulher falará: "Eu não senti nada!", de certa forma, dando a entender que talvez você esteja mentindo ou supervalorizando algum sintoma. Não preste atenção nisso, porque cada mulher passa pela menopausa de um jeito. Sintomas diferentes, experiências diferentes. Nem os médicos sabem ainda o que difere uma mulher da outra. O único indicativo é como a nossa mãe passou pela menopausa, ou seja, a genética. Mesmo assim, já entrevistei mulheres com sintomas severos e suas mães afirmaram que não tiveram quase nenhum sintoma. Cada uma de nós terá que estudar seu corpo, observá-lo e, com seu médico, achar estratégias para aliviar sintomas.

Os sinais mais evidentes da perimenopausa, como acabamos de ver, incluem alterações no ciclo menstrual, que se tornam irregulares em frequência, duração e intensidade. Essas manifestações estão diretamente ligadas à queda nos níveis de estrogênio e progesterona. Mas o estrogênio é o hormônio feminino mais importante. Ele é essencial para funções que vão além do sistema reprodutivo, como a regulação da temperatura corporal, a densidade óssea e a saúde cardiovascular.

Biologicamente, a perimenopausa é a fase em que os ovários começam a ter menos folículos, e esses folículos ficam menos sensíveis aos hormônios que regulam o ciclo menstrual. Isso faz com que os ciclos sem ovulação se tornem mais frequentes, até que a ovulação pare completamente. Lembre-se: estamos falando de idade biológica (a idade celular) e não cronológica (a idade do RG).

Os hormônios são como mensageiros do corpo, regulando praticamente tudo: desde o funcionamento dos órgãos até nosso humor e energia. O estrogênio, fundamental para a regulação do ciclo menstrual e a manutenção da saúde do útero, ossos, pele e sistema cardiovascular, começa a alternar na perimenopausa entre picos elevados e quedas abruptas, gerando sintomas como ondas de calor, alterações de humor, irregularidade menstrual, insônia e ressecamento vaginal.

A progesterona, por sua vez, essencial para a preparação do útero e a regulação da segunda metade do ciclo menstrual, também diminui, resultando em ciclos anovulatórios (sem ovulação), aumento da intensidade do fluxo menstrual e maior sensibilidade emocional. Esse hormônio, sintetizado principalmente no corpo lúteo durante o ciclo menstrual, desempenha papel crucial na regulação do ciclo e na preparação do endométrio para a implantação embrionária.

Esses dois são os hormônios femininos mais conhecidos, mas muitos outros influenciam nesse processo. Veja a tabela com os nomes dos mais importantes hormônios e seus efeitos em nosso corpo durante esse processo.

Hormônio	Função	Local de Produção	Mudanças na Menopausa
Estrogênio	Regula o desenvolvimento e manutenção das características femininas, controla o ciclo menstrual, mantém a saúde óssea e cardiovascular.	Ovários (principalmente os folículos ovarianos)	Níveis diminuem significativamente, levando a sintomas como ondas de calor, secura vaginal, e aumento do risco de osteoporose e doenças cardiovasculares.
Progesterona	Prepara o útero para a gravidez, regula o ciclo menstrual, mantém a gestação.	Ovários (corpo lúteo)	Produção reduzida, contribuindo para irregularidades menstruais e sintomas da menopausa, como alterações de humor e insônia.
Hormônio Folículo Estimulante (FSH)	Estimula o crescimento dos folículos ovarianos e a produção de estrogênio.	Glândula pituitária (hipófise anterior)	Aumenta à medida que os níveis de estrogênio diminuem, servindo como marcador para a entrada na menopausa.
Hormônio Luteinizante (LH)	O gatilho da ovulação estimula a produção de progesterona.	Glândula pituitária (hipófise anterior)	Também aumenta devido à diminuição de feedback negativo pelo estrogênio, associado à cessação da ovulação.
Andrógenos (como a Testosterona)	Podem ter algum papel na libido, mas ainda é controverso entre os cientistas.	Ovários e glândula adrenal	Níveis diminuem na menopausa

Testosterona (por dr. Luciano Giacaglia*)

A testosterona é o principal hormônio reprodutivo do homem. No entanto, as mulheres também a sintetizam em quantidades muito pequenas, que vêm dos ovários e das glândulas suprarrenais. A maior parte desta testosterona acaba sendo convertida em estrogênio. Como com qualquer hormônio, a ação depende da interação com receptores nas células, e estes variam entre as pessoas, portanto, a simples análise do nível de testosterona no sangue não reflete a ação biológica. Por isso, recomenda-se sempre um acompanhamento com o endocrinologista, especialista em hormônios, que saberá interpretar corretamente os exames. Infelizmente, vemos hoje muitos enveredando em áreas do conhecimento que não lhe competem, e é aí que ocorrem os maiores problemas.

A testosterona tende a diminuir com a idade, até mesmo antes da menopausa. Sua exata função em mulheres ainda é matéria de debate e existe controvérsia em relação ao seu papel na libido e na cognição, que tanto discutem. No homem não restam dúvidas. O desejo sexual na mulher é muito complexo para se colocar somente na conta da testosterona. A libido envolve múltiplos fatores como a saúde física e emocional, a relação com o(a) parceiro(a), a experiência sexual prévia, os problemas de família ou do relacionamento, as preocupações pessoais, as visões distorcidas do próprio corpo, a não aceitação do envelhecimento, os traumas e receios, além da sobrecarga da sociedade moderna. O uso de medicamentos, como antidepressivos e anti-hipertensivos, também interferem na libido. Cabe lembrar que todos esses aspectos também afetam a libido de homens, mesmo tendo eles níveis adequados de testosterona. Portanto, a relação entre testosterona e desejo sexual não é clara e linear.

Na verdade, não existem níveis inferiores considerados normais para as mulheres. A referência laboratorial diz respeito a uma média e não a valores normais. Portanto, não se pode dizer que uma mulher tem deficiência de testosterona baseado no exame, pois não existe parâmetro definido para falta, mas tão somente ao excesso. Além disso, muitos laboratórios não têm acurácia suficiente para distinguir valores baixos daqueles no limite inferior do normal. Mesmo em mulheres pré-menopausa, período fértil, pode ocorrer uma oscilação para baixo na testosterona, dependendo da fase do ciclo menstrual, o que é normal.

Dessa forma, existe consenso, dentro da endocrinologia mundial, para não mensurar os níveis de testosterona na avaliação de rotina da mulher. Sua dosagem, por outro lado, só é útil nos casos de excesso de testosterona, como na síndrome dos ovários policísticos, ou nos tumores de ovário e suprarrenal.

Alguns estudos mostram certos benefícios do uso de testosterona, sempre em pequenas concentrações, para mulheres após a menopausa, com redução do desejo sexual, excluídos os motivos de ordem orgânica ou psicológica, muito embora outros não mostram diferença quando comparados ao placebo.

Nenhum estudo avaliou o risco do uso de testosterona em mulheres, no longo prazo, fazendo com que as Sociedades Científicas e o FDA (Food and Drug Administration) não recomendem o uso. E os efeitos adversos graves podem, de fato, só aparecer depois de 10 a 20 anos, o que traz, no curto prazo, uma falsa sensação de segurança. Até porque, no cérebro, a testosterona dá uma sensação de prazer inicial, semelhante às drogas e, da mesma forma, a sua retirada simula quadros de abstinência. Esta é outra razão do cuidado que endocrinologistas, e não que eles não se preocupem com o bem-estar das mulheres, muito pelo contrário, pois eles se esforçaram em fazer uma especialização por justamente conhecer o tamanho de sua responsabilidade, caso contrário, não estudariam tanto.

A mídia social representou um boom no mercado de testosterona para as mulheres, em diversos países do mundo, geralmente fomentado por influencers sem conhecimento científico ou profissionais sem a capacitação adequada ao manejo de hormônios, e que a vendem como um milagre às mulheres. À falta de testosterona são imputadas queixas de desânimo, falha na memória e falta de vitalidade, muito mais atreladas à correria do cotidiano do que à falta de qualquer hormônio. A cobrança da sociedade sobre a estética e desempenho da mulher agravam com a chegada da menopausa, e o desespero, frequentemente, é um prato cheio para que a mulher caia em ciladas, em falsas promessas e em terapias não aprovadas, acabando, muitas vezes, em tragédia. Inclusive, é o estresse crônico, a depressão, o sono de má qualidade e a falta de exercícios que reduzem a testosterona, e não o contrário, como é dito. Testosterona tem sido falsamente imputada como o elixir que resolverá todos os problemas da menopausa, quando, na verdade, existe um enorme interesse comercial.

Muitas mulheres não notam melhora na libido após o uso de testosterona, indicando que o problema nada tinha a ver com o hormônio. Ainda que usada de forma *off-label*, deve ser evitada a forma de implantes subcutâneos, cujos níveis sanguíneos são imprevisíveis. O excesso pode acarretar acne, aumento de pelos, calvície, agressividade, transtornos psíquicos, hipersexualidade, voz grave e aumento definitivo do clitóris, além de câncer de fígado, infarto, AVC e quadros demenciais. A testosterona eleva o LDL-colesterol (ruim), reduz o HDL-colesterol (bom) e aumenta o risco de desenvolver diabetes, o que já ocorre pela própria menopausa.

***Doutor em Endocrinologia e Metabologia pela Faculdade de Medicina da USP; Coordenador Nacional do Departamento de Diabetes tipo 2 e Pré-Diabetes da Sociedade Brasileira de Diabetes; Fellow-Resident no National Institutes of Health (NIH-Besthesda, MD).**

Reposição hormonal

A terminologia, o sobe e desce hormonal, nada disso é fácil para a mulher. Informada já é difícil, imagine passar por isso sem informação nenhuma. Aliás, alguns posts na internet carregam tanta desinformação com dicas de pseudo conhecedores da tal hormonologia, "disciplina médica" que não existe, que inventaram para ganhar dinheiro, que fico revoltada. Você viu a reportagem que descobriu atores de avental, passando-se por médicos, dando dicas, receitas e, claro, fórmulas mágicas, inclusive de hormônios? Sempre desconfie e procure se aquela pessoa que parece realmente muito séria e conhecedora… tem CRM, o registro de habilitação médica.

Sei que não sou doutora, mas tenho uma junta médica que me assessora, formada pelos melhores profissionais do Brasil, que estudaram em universidades de respeito desse país, com mestrado e inclusive doutorado fora daqui. E estou fazendo pós-graduação em Gerontologia, justamente para me credenciar. Embora, entrevistando tantos médicos, sei na hora quem entende do que está falando e aquele que quer enrolar.

Quando falo: hormônio é para o bem e para o mal, acredite! Quando falo: não existe hormonologia na ciência, acredite! Quando falo: no futuro, daqui 20 anos, muita gente vai aparecer com câncer, acredite! Vai acontecer. Fruto da ganância de um lado e da preguiça do outro, dois pecados capitais.

Para driblar os sintomas, a terapia de reposição hormonal, desde que avaliada de forma personalizada por um médico da sua confiança, pode ser uma aliada para amenizar e proteger a mulher contra a perda óssea, cardiovascular e tantos outros sintomas da menopausa.

Em 2024, gravei uma conversa muito elucidativa com uma das médicas mais competentes nessa área, a endocrinologista dra. Dolores Pardini. Ela é mestre e doutora em endocrinologia pela UNIFESP, chefe do ambulatório de climatério da endocrinologia da mesma faculdade e preceptora da residência médica da UNIFESP. A transcrição da entrevista está a seguir.

Entrevista com a dra. Dolores Pardini

MC: Por que a reposição hormonal foi banida e depois restabelecida? Toda mulher pode fazer reposição? Quais são os hormônios que devemos repor?

Dra. Dolores Pardini: A terapia hormonal para menopausa já foi um dos tratamentos mais prescritos nos EUA. Mas em 2002, um estudo feito com cerca de 16 mil americanas mudou completamente a conduta dos médicos. O Women's Health Initiative mostrou que a reposição hormonal provocava um certo aumento do risco de câncer de mama nas mulheres. O pânico se instalou e as prescrições de reposição hormonal despencaram. Mais tarde, chegou-se à conclusão de que a metodologia do estudo era imprecisa e o aumento do risco era ínfimo diante dos benefícios. Mas já era tarde. A reposição hormonal virou um fantasma para a maioria das mulheres, inclusive para aquelas que não tinham nenhuma contraindicação e para quem os hormônios representam uma considerável melhora na qualidade de vida.

MC: Doutora, o dr. Drauzio Varella escreveu um artigo na *Folha* dizendo que "*se a menopausa acontecesse para o homem, como para a mulher, já tinham estudado soluções*". A senhora concorda? A medicina pode estar negligenciando, ter negligenciado esses sintomas tão incômodos? A gente pode falar que estudos americanos do início dos anos 2000, como esse que citei com 16 mil mulheres, que associou reposição hormonal e câncer, alarmaram as mulheres sem fundamento?

Dra. Dolores Pardini: Concordo plenamente com essa afirmação. Inclusive, saiu recentemente uma publicação, numa revista americana, qualificando essa atitude de não ligar adequadamente para os sintomas menopausais como uma intolerância cultural. Realmente, apesar de a mulher hoje ocupar um espaço importante no social, empresarial, a longevidade das mulheres ser maior, ela vive um terço da vida dela na menopausa. Mas, apesar de tudo isso, ainda, o tratamento de reposição hormonal é negligenciado.

A clínica Mayo atende há mais de 150 anos em 19 hospitais americanos, mas o seu grande destaque são os 57 centros de pesquisas e escolas médicas, de onde surgem inovações vitais para a saúde como um todo. Então, a Mayo fez um estudo muito interessante com residentes e eles perguntavam: "vocês acham importante a terapia hormonal?". Achamos. "Vocês se sentem seguros para tratar?". Não, não sentimos porque não tivemos informações suficientes. Então, por aí você vê. As faculdades de medicina ainda não treinam os estudantes para tratar a menopausa como as mulheres precisam. São poucas aulas. E teremos 1 bilhão de mulheres no climatério, no mundo, em 2030.

E quanto ao estudo WHI, de 2002 (referente à reposição hormonal), que você citou, realmente foi um estudo de peso que continha dois braços. Um deles eram mulheres com útero e, portanto, elas receberam a reposição de estrogênio mais progesterona, e o outro grupo eram mulheres sem útero que receberam só estrogênio. Sabemos que a progesterona é mais para proteção endometrial.

Então, o resultado foi mal interpretado porque o grupo-alvo estava errado.

A média das mulheres era de 64 anos. Mulheres idosas que estavam anos longe da menopausa, algumas delas completamente sem sintomas e algumas até já com algum risco inerente, antes de serem incluídas no estudo. Houve muitas publicações a respeito da interpretação desse estudo, mas infelizmente a mídia não nos ajudou, publicou só uma parte do estudo. Realmente na primeira parte, que era estrogênio mais progesterona, houve um aumento do câncer de mama em relação ao grupo placebo — ou seja, mulheres que não usaram nada — porque usaram uma dose alta de estrogênio, usaram um tipo de progesterona que a gente, absolutamente, não utiliza mais. Hoje, damos preferência para progesteronas naturais. A faixa etária delas era muito alta e o tempo de menopausa era muito longo. O segundo grupo foi publicado dois anos depois, o grupo só com estrogênio. E já nesse grupo a incidência foi menor nas mulheres tratadas. Foi divulgado? Não, não foi. Só foi divulgada a primeira parte do estudo. Esse já foi um grande erro midiático.

MC: Doutora, para quais mulheres a reposição hormonal é contraindicada e quais são os exames que a mulher deve fazer para começar uma reposição hormonal?

Dra. Dolores Pardini: Olha, com a baixa dose, com as diferentes vias de administração que nós temos disponibilidade... São muito poucas as mulheres que têm contraindicação absoluta, mas ainda são as que tiveram câncer de mama. Se ela teve o câncer de mama, se ela teve uma embolia pulmonar ou algum evento tromboembólico grave, uma hepatopatia, uma doença no fígado aguda, um sangramento vaginal de causa desconhecida e um câncer de endométrio em estágio avançado. Essas são, ainda, até hoje, consideradas contraindicações absolutas.

MC: E a mulher que tem câncer de mama na família?

Dra. Dolores Pardini: Essa paciente tem que ser muito bem avaliada. Porque 70% dos cânceres de mamas são esporádicos. Quer dizer, um tem e o outro não tem, 70%. 30% são genéticos. 5% em genes extremamente penetrantes, o que quer dizer isso? É quando a paciente fala: "A minha avó teve/ A minha mãe teve/ A minha irmã teve e eu? Vou ter?". Esse é um gene que tem 5% só na população. Que é de alta penetrância, porque ele permanece em várias gerações. E os outros 25% são genéticos também, mas eles são de baixíssima penetrância. Então, a mãe teve, mas ninguém mais, ou a irmã teve e ninguém mais teve. Então o que a gente tem sempre que orientar a essa paciente é que ela tem que ficar sob supervisão. Mas não é contraindicação absoluta. Dependendo da paciente, se ela for muito temerosa, a gente pode fazer testes genéticos para ver. Mas quando tem um caso só na família, ficamos com a paciente sob supervisão e tentamos melhorar a qualidade de vida no presente e não a deixamos sofrer por um medo que pode nunca acontecer.

MC: Doutora, existe algum exame, como falei, de controle específico para quem faz reposição hormonal?

Dra. Dolores Pardini: Recomendamos começar com a mamografia a partir dos 40 anos. O ultrassom endovaginal é muito importante também, para vermos o volume dos ovários, o volume do útero, ver se ela tem mioma, pólipos, tudo isso vai impactar na decisão de qual hormônio usar. Agora, no sangue, vai depender da faixa etária.

Dosamos o hormônio que a gente chama de folículo estimulante, que é o hormônio que primeiro se altera quando a mulher começa a entrar em falência, e, devido à faixa etária dessas mulheres, é muito comum obesidade, diabetes, hipercolesterolemia e níveis elevados de colesterol.

MC: Doutora, eu, como uma mulher na pós-menopausa, que estuda muito esse período do climatério, percebo que a maioria das mulheres não reconhece os sintomas, confunde a menopausa e os sintomas com processos da vida, da desaceleração, do envelhecimento natural. Gostaria de saber se isso acontece também com as mulheres no consultório, essa é a sua percepção? E quero que você explique exatamente ***o que são hormônios? O que é estrogênio? O que é a progesterona?*** E ***o que é testosterona***?

Dra. Dolores Pardini: Então, vamos começar, Maria Cândida, definindo ***o que é menopausa.*** A **menopausa** é a data da última menstruação, uma definição puramente acadêmica, porque ninguém fica esperando um ano sem menstruar para ser tratada. Porém, ela precisa ficar um ano sem menstruar para dizer que está na menopausa. E por que ela para de menstruar? Porque a menopausa é o sinônimo da falência ovariana. Os nossos ovários desde o nosso nascimento têm inúmeros folículos. E quando a menina entra na puberdade, esses folículos, mensalmente, começam a crescer para, no meio do ciclo, um ser eliminado, que é a ovulação.

E os ovários são capazes de secretar esses três hormônios que você citou: *o estrogênio, a progesterona e a testosterona.* Na verdade, o estrogênio e a progesterona são decorrentes da metabolização da testosterona.

O que acontece quando a mulher entra na menopausa? Os ovários entram em falência, ou seja, aqueles folículos que são milhares ao nascimento, eles se esgotam, porque todos os meses muitos saem para um deles ser eleito. E quando esses folículos acabam, desaparece a produção desses três hormônios.

Nós temos outra glândula, que é a suprarrenal, e fica sobre o rim, por isso que chamam assim. São duas e produzem testosterona e progesterona. Mas a capacidade é bem diminuída na produção de estrogênio comparada a uma mulher no período reprodutivo. Então, quando o sistema entra em falência ovariana, esses três hormônios têm uma queda impactante. Os efeitos que a mulher tem de ruim da perda do estrogênio são muito importantes, mas muito mais importantes do que da progesterona e da testosterona. A progesterona é um hormônio importantíssimo para a manutenção da gestação.

Já o estrogênio tem mais de 100 ações. Ele age no sistema nervoso central, melhorando a memória, cognição e o sono, que é uma queixa muito frequente da mulher. Sem ele, a mulher começa a ter as famosas ondas de calor... que são os calores e os fogachos, também irritabilidade, flutuações do humor, indo da tristeza à euforia.

No sistema reprodutivo é tão importante porque a paciente pode ter uma atrofia dos ovários e, com a diminuição do estrogênio, ela tem uma atrofia na vagina também. Não tem consequências para uma mulher que não quer mais engravidar, mas a atrofia vaginal, para você ter uma ideia, é responsável por 89% das disfunções sexuais.

As mulheres se queixam de falta de libido, falta de orgasmo, falta de interesse pelo parceiro... mas quando você conversa, vê que ela tem muita dor na hora da relação e isso faz com que ela aborte qualquer tipo de desejo sexual.

Nós temos vários receptores de estrogênio também no aparelho urinário. Então, essa mulher começa a ter mais infecções urinárias. Ela começa a ter mais suscetibilidade a corrimentos, infecções genitais e a tal da bexiga hiperativa. O que é bexiga hiperativa? Ela sente vontade, tem que "voar" para um banheiro, porque senão ela perde urina involuntariamente.

Nós temos receptores no fígado, nós temos no coração. Nós temos em todos os vasos receptores, o estrogênio, que faz uma vasodilatação, também protegendo a gente de eventos cardiovasculares. Então, você veja quantas são as ações e eu só citei algumas aqui mais importantes do estrogênio, uma substância que tem uma composição específica, que a gente diz em medicina, esteroide, e cada um deles tem um local para agir e uma causa-efeito.

O estrogênio está em todo lugar. A progesterona é bem difundida, mas nem tanto quanto o estrogênio. E quanto à testosterona, também, nós temos receptores na vulva, na parte externa da vagina, temos no clitóris, temos vários receptores de testosterona. Todos são hormônios e deixam de ser fabricados quando a mulher entra em falência ovariana, que é a menopausa. Então, ela, quando não tem fogacho, quando ela não tem algum desses sintomas ou a grande maioria que citei, ela não procura o médico, por quê? Porque não está impactando a qualidade de vida. Isso é bom, sim e não. Sim, porque lida bem com o momento sem sintoma. Não, porque sem sintomas não é tratada. Se ela não for tratada, tende a ter danos no futuro, principalmente em relação à memória.

MC: Então, a sua resposta me leva à próxima pergunta, que é sobre a *janela de oportunidade* da reposição hormonal. Será que a senhora pode explicar para a gente? Como funciona? O que os médicos dizem é que a gente deve atuar já no início dos sintomas?

Dra. Dolores Pardini: A janela de oportunidade é a tradução de um termo "***Windows Safe***" que é "janela de segurança", então o próprio nome já diz. É um momento em que, se ela começar a reposição nesse período, os benefícios vão superar os riscos. De quanto é essa janela de oportunidade? É de até 6 anos. De 6 a 10 anos da última menstruação.

Mas nós insistimos porque, pela sociedade americana e a europeia, ficou de 6 a 10 anos. Porém, a gente insiste em dizer que quanto mais precocemente ela começar a reposição melhor, mais benefício, e menor o risco.

A paciente quando está na perimenopausa, em geral, começa a sentir as irregularidades menstruais. Ela menstrua um mês, falta dois, menstrua um, falta três, às vezes com ou sem sintomas de calores, certo? Então, a gente vai muito pela faixa etária, uma mulher com mais de 45 anos, em geral, que é o fisiológico, tendo qualquer alteração nesse sentido, deve consultar um especialista na área para ver se ela está entrando em falência ovariana ou não. E começar a reposição o mais rápido possível. A menopausa fisiológica é considerada dos 45 aos 55. Acima dos 55 é tardia. Dos 40 aos 45 anos, antecipada, e abaixo dos 40 é precoce ou prematura.

Então, na média, eu diria que 80 a 90% das mulheres entram ao redor dos 50 anos. Têm mulheres que entram bem antes. E têm outras que entram bem depois. Fumante, por exemplo, para cada 10 anos de fumo, ela antecipa um ano na menopausa. Para ter uma ideia, é o único fator assim comprovado.

Mas, quando ela começa a ter a irregularidade, precisa procurar um profissional porque existem outras patologias que podem gerar irregularidade menstrual. Não necessariamente é a menopausa só. E uma coisa que é importante, Cândida, é deixar claro que quando a gente fala em reposição hormonal, depende da fase em que a mulher está, se ela tem útero, se ela não tem útero, porque se ela está bem no início da perimenopausa, se ela está bem no comecinho, que ela só tem irregularidade, muitas vezes, ela não precisa usar o estrogênio, mas só progesterona, porque o número de ciclos é anovulatório. A maior parte dos ciclos são anovulatórios, sem ovulação, por isso que a nossa fertilidade cai com a idade. Então, está faltando progesterona. Aí a gente dá progesterona e ela pode ficar por um tempo menstruando usando só 10 dias de progesterona. É o que a gente repõe nessa faixa, mas vai depender muito dos sintomas. Vai depender muito de cada paciente.

MC: Será que a senhora pode explicar ***os tipos de reposição hormonal*** disponíveis no Brasil. E como o médico e paciente devem fazer essa escolha se for o desejo de ambos?

Dra. Dolores Pardini: A reposição hormonal da menopausa é a base de estrogênio mais progesterona para as mulheres que têm útero. Porque a progesterona, o único papel dela é a proteção endometrial, ou seja, aquela "camadinha" de dentro do útero. A mulher que não tem útero, a reposição é feita só com estrogênio. Esse é o primeiro ponto, você tem diferentes vias de administração. Você tem a via oral e a via não oral.

A via não oral é na forma de adesivo ou na forma de gel. Gel que é vendido em farmácia. A base dos dois é de estradiol. Você tem gel só com estradiol e você tem o adesivo só com estradiol. A associação de estrogênio mais progesterona você tem só na forma de adesivo, na forma não oral.

Nas administrações orais você tem de tudo. Você tem estrogênio isolado, você tem na forma de comprimido. Você tem estrogênio associado à progesterona. Você tem dose um pouco maior, dose um pouco menor e, quando a gente fala em dose, não é que vai aumentando a bel-prazer, nós temos padrões de doses: baixa dose e ultrabaixa dose. Você vai individualizar para cada um. Tudo isso que eu estou falando é que tem aqui no nosso mercado para ser disponibilizado para as pacientes. E além da via oral e da via não oral, nós temos a via vaginal. A via vaginal, você tem como tratamento da atrofia vaginal, você tem à base de estradiol. Você tem à base de outros derivados do estradiol na forma de creme, na forma de comprimido, na forma de umas cápsulas gelatinosas, isso é para tratamento só da atrofia vaginal. Aí você pode me perguntar qual é a diferença da via oral e a via não oral? É que na via oral, antes de ela chegar nos órgãos alvos, que se destinam ao estrogênio, ela passa pelo fígado. Ela chega no intestino e vai para o fígado.

MC: Doutora, tudo isso está disponível no SUS? No Sistema Único de Saúde?

Dra. Dolores Pardini: Ah, quem me dera!

MC: Ah, doutora! Quem dera todas nós, né? Não está disponível, então.

Dra. Dolores Pardini: Não. O que está disponível é só o estriol, que é para tratamento da atrofia vaginal. Estriol, creme vaginal. Esse está disponível na rede pública. Agora, os demais hormônios, todos, seja gel, seja o adesivo e até mesmo os comprimidos, nenhum. Nenhum está na rede pública.

MC: E aí a gente volta, né, doutora? A primeira pergunta que eu fiz foi sobre a afirmação de um homem, do dr. Drauzio Varella, que está chamando atenção sobre a reposição hormonal e o quanto as mulheres têm sofrido sem a reposição hormonal. E sendo que a maioria delas precisa disso disponível no Sistema Único de Saúde, porque estamos realmente em um país pobre, né? Eu gostaria de fazer um recorte aí e falar sobre o chip, que a senhora explicasse sobre o chip, que é um tipo de reposição hormonal não acessível para a maioria, mas é importante que as mulheres saibam sobre o que é o chip e que tipo de hormônios que você pode colocar, quanto tempo dura e tudo isso...

Dra. Dolores Pardini: Eu vou me ater então, Maria Cândida, a falar dos implantes que são patenteados e aprovados pela Anvisa. Um deles é à base de progesterona única, exclusivamente, e o ***etonogestrel***, que é para anticoncepção. Na anticoncepção, a paciente para também de menstruar, e ele dura 4 anos, aí ele tem que ser recondicionado ou não. Têm os DIUs, que, na verdade, não são implantes. Então, os DIUs de progesterona também ficam colocados com a finalidade de anticoncepção e duram cerca de 8 anos de anticoncepcional, mas nós usamos o etonogestrel com 50 microgramas, a gente usa para proteção endometrial na reposição da menopausa. Então, a gente coloca e usa só o estrogênio, seja adesivo, via oral ou o que for.

Agora, eu tenho certeza que está todo mundo querendo saber, e você própria... sobre o tal do chip da beleza. A Sociedade Brasileira de Endocrinologia [SBEM], por uma iniciativa do nosso departamento de endocrinologia feminina, decidiu por bem publicar um documento que foi aprovado pela Anvisa dizendo que não recomendamos, porque não tem bula. Ele é colocado na paciente sem nenhuma bula de medicação e sem, muitas vezes, o que contém a medicação. Isso foi uma febre e ainda está sendo, apesar de toda a imprensa se posicionar contra, mas ainda é uma banalização pelas academias de performance, pelos personal trainers ou mesmo por uma imensidão de médicos que estão colocando esses chips para a mulher ganhar mais massa muscular, aumentar a libido, perder peso, mas é tudo empírico e os níveis de hormônio colocados, muitas vezes, são muito altos e, por isso, ela vai ter efeitos colaterais sérios no futuro.

MC: Doutora, vejo muito na internet sobre reposição de testosterona. E pelo que falamos até agora, testosterona não é o hormônio mais importante nesse momento de menopausa e não é hormônio feminino. Mas ouço mulheres verbalizando: "Olha, eu repus testosterona e estou ótima!", gostaria que a senhora falasse sobre isso.

Dra. Dolores Pardini: Olha, costumo dizer, Cândida, que esse assunto é um campo minado, sabe? Porque entrou muito interesse econômico aí do pessoal que está colocando esses implantes, e as complicações nunca voltam para eles. Então, é difícil. Mas vai ter sempre de tudo né? E tem mulheres, a gente vê. Já fizemos várias reportagens sobre esse tema. A última, inclusive, apareceu no *Jornal Nacional*. Foi um membro da diretoria da SBEM nacional falar sobre essa questão. E só tem uma indicação ética. Uma indicação que a gente costuma dizer "*label*" para repor testosterona é o ***desejo sexual hipoativo***, uma doença que a mulher tem se identificada com ela, através de um questionário bastante esmiuçado, e quando você chega a essa conclusão, você está autorizado a dar. Seria a única indicação ética que você tem de dar essa medicação e a dose seria a que uma mulher na faixa etária correspondente produziria.

MC: Para a mulher que não pode fazer reposição hormonal, ou não quer fazer a reposição hormonal, existem os fitoterápicos. Teve uma época em que se falava muito do uso da soja, que seria um fitoterápico natural. Esse benefício é comprovado? Existe algum outro fitoterápico que pode ser usado para aliviar os sintomas?

Dra. Dolores Pardini: Olha, até o presente, os estudos controlados, que é quando você tem um grupo tratado e um grupo controle, que a gente chama de placebo. Até agora, nenhum fitoterápico se mostrou efetivo. Muitas mulheres melhoraram, mas o grupo placebo também melhorou. Não teve melhora na massa óssea. Não teve melhora de proteção cardiovascular e a melhora no fogacho foi transitória. Então, nós não recomendamos fazer a reposição hormonal com fitoterápicos. E tem alguns trabalhos que mostram que alguns fitoterápicos podem ser agressivos para a mama. Então, se a mulher tem esse tipo de receio e não quer usar o hormônio, nós aconselhamos que ela também não use um fitormônio. Ele é natural para a planta, mas, para a mulher, o natural é o estradiol. Então ele não é recomendado no nosso departamento. Se você come soja como alimento, maravilha, como alimento ele é excelente, é uma proteína de origem não animal extremamente benéfica, mas não como reposição hormonal. Isso tem que ficar bem claro, porque você não vai ter os benefícios que o estradiol traz. Agora, pra mulher que não pode fazer mesmo, que tem contraindicação ou que se recusa mesmo depois de esclarecida sobre uma série de dúvidas, você tem as medicações alternativas não hormonais. Se a queixa dela é só atrofia vaginal, aí você vai usar só local, que nem tem absorção sistêmica. Se a questão dela é a perda óssea, a gente vai tratar com medicações que só atuam no osso, não hormonal. Se ela tiver muitos calores, é o sintoma, assim fica mais difícil de a gente contornar. Mas o que se usa são os inibidores de recaptação que a gente fala que são, na verdade, o grupo dos antidepressivos. Esse grupo a gente pode tentar usar para minimizar os fogachos. E melhorando a ansiedade, tudo isso melhora.

MC: Doutora, quero te agradecer.

Como você viu, nosso corpo feminino é complexo. Na menopausa, com a parada dos ovários, torna-se mais complexo ainda e precisamos tomar as rédeas para ter uma qualidade de vida melhor. O segredo não é só a reposição hormonal ou só o exercício. É a reposição que ajuda aqui e ali, o exercício como rotina que melhora outro ponto, a dieta equilibrada, a perda de peso para ajudar o coração, os músculos e tudo o mais. Parar definitivamente com o cigarro, diminuir o álcool. É um trabalho integral, que nenhum médico tem o poder de fazer pela gente. Eles falam o que precisamos equilibrar, agora nós temos que nos empenhar para melhorar nossa qualidade de vida e possivelmente os sintomas vão amenizar também. Portanto, mulherada, mãos à obra!

Como você viu, nosso corpo feminino é complexo. Na menopausa, com a parada dos ovários, torna-se mais complexo ainda e precisamos tomar as rédeas para ter uma qualidade de vida melhor.

CAPÍTULO 4: Hormônios e humor

As oscilações hormonais afetam o humor, o sono, a saúde mental… Como lidar com essas variações?

Não é exagero dedicar um capítulo inteiro para falar dela: a irritação.

Não me refiro à irritação comum, que todos experimentamos quando algo não sai como planejado. Refiro-me à irritação extrema, que surge do nada e transforma pequenos aborrecimentos em tempestades emocionais. Absolutamente tudo me irritava. Além de me irritar, comprava briga, uma espécie de justiceira, juíza de pequenas causas. E não que estivesse errada nos fatos, mas me tornei uma pessoa mais crítica e agressiva. E, juro, sou da paz, sei relevar.

Talvez você esteja rindo de mim e lembrando de algum momento seu também... Quem nunca sentiu isso não entende, mas quem está no climatério (perimenopausa, menopausa ou pós-menopausa) sabe do que estou falando.

Foi um desafio compreender que esse sentimento fazia parte de um processo relacionado aos meus hormônios. Antes, eu me sentia à deriva, perguntando-me por que algo tão banal como o barulho de uma porta se fechando poderia disparar em mim uma avalanche de emoções.

A resposta veio com a consciência das mudanças hormonais. Essas oscilações que acontecem durante o climatério são capazes de transformar o equilíbrio emocional de forma quase surpreendente. E entender que isso não era culpa minha foi um alívio tremendo. Afinal, não estava perdendo o controle, ficando louca ou me transformando em uma pessoa irascível por opção. Era o meu corpo, ajustando-se a um novo ritmo, enquanto os hormônios que antes orquestravam tudo de forma harmônica, agora dançavam em um ritmo desordenado.

As alterações nos níveis de estrogênio, progesterona e todos os outros hormônios fundamentais desempenham um papel crucial nessa sinfonia emocional. O estrogênio, por exemplo, contribui para a regulação de neurotransmissores como a serotonina, conhecida como o hormônio do bem-estar, da felicidade. Quando o estrogênio oscila, a serotonina também pode sofrer alterações, abrindo caminho para uma maior sensibilidade emocional. Pequenas frustrações podem parecer montanhas intransponíveis e a irritação que surge não é apenas uma reação exagerada — é um reflexo biológico de um sistema que está buscando se reorganizar.

Sem o estrogênio, essa âncora emocional, pequenas frustrações podem parecer desproporcionalmente graves. Como resultado, situações cotidianas — como esperar no trânsito ou ouvir uma criança chamando repetidamente — ganham um peso emocional que ultrapassa a lógica.

Aqui, peço atenção às mulheres que se tornam mães entre aos 40+, 45+, que terão a gestação e a menopausa talvez muito próximas. Precisam ficar ligadas nessa cronologia de sobe e desce hormonal. Tenho quase certeza de que não existem muitos estudos sobre isso ainda, porque é praticamente recente essa jornada da maternidade tardia. E a menopausa começa a ser estudada mesmo, agora. As faculdades de medicina, mesmo fora do país, nunca dedicaram muito tempo ao estudo dessa fase da vida da mulher.

Mas voltando à irritação. Ela raramente anda sozinha, alimenta-se de outros sintomas desafiadores, como o sono fragmentado. Quando as noites são interrompidas por suores noturnos ou insônia, como já mencionei nos outros capítulos, a mente não tem a chance de descansar e processar as emoções de forma saudável. Isso cria um ciclo vicioso: a privação de sono agrava a irritabilidade, que por sua vez torna ainda mais difícil relaxar e dormir bem.

No meio dessa turbulência hormonal, há ainda o impacto psicológico de lidar com tantas mudanças ao mesmo tempo. O corpo que muda, os ciclos menstruais que se tornam irregulares, a percepção de que algo está diferente — tudo isso se soma ao peso emocional. E, claro, a vida não pausa para que possamos nos ajustar. Há demandas no trabalho, em casa, com a família... No auge da irritação, o que antes seria uma simples solicitação de alguém próximo, pode soar como um ataque pessoal.

Talvez o aspecto mais desafiador seja a imprevisibilidade. Há dias em que tudo parece calmo e outros em que até mesmo a ideia de escolher o que jantar soa como uma afronta ao equilíbrio emocional. Esse estado de alerta constante, de estar à flor da pele, é desgastante. A gente perde o controle, vira uma bagunça na cabeça entre o que somos nós e o que é da conta da menopausa. Por isso que muitas falam abertamente que odeiam a menopausa. Óbvio. Não é fácil e não será. De repente, vira tudo de cabeça para baixo. Mas se você leu o que falei no início do livro, não foi de repente. Começou devagarinho, nos 45 ou até antes... Só que a gente não foi treinada a cuidar da gente, olhar para a gente, honrar a gente. Não percebemos as nuances. Precisamos que o sintoma venha avassalador para sacarmos que chegou a hora de cuidarmos de nós. Por isso que insisto que a menopausa é a grande chance de mudarmos tudo e construirmos a segunda fase, dos 50 aos 100 se possível, com consistência e, sim, maturidade. Aquelas velhinhas FxDA.

Somos nós, é o nosso corpo.

> Compreender a ligação entre os hormônios e o humor, no entanto, é o primeiro passo para transformar essa fase em um aprendizado. Saber que a irritação é uma reação do corpo ajuda a aliviar o peso do julgamento. Mais do que um sintoma isolado, ela é uma janela para o que está acontecendo em um nível mais profundo.

Vamos mergulhar agora na relação entre os hormônios e o humor, explorando não apenas os mecanismos por trás dessas oscilações, mas também como elas impactam o sono, a saúde mental e até mesmo os relacionamentos. Porque, embora essa fase seja repleta de desafios, também é uma oportunidade de autoconhecimento e de redefinir como nos relacionamos com nossas emoções.

A irritabilidade durante a menopausa é uma experiência comum, mas não menos complexa, e encontra explicação tanto no campo hormonal quanto no neurológico. De acordo com a médica dra. Lisa Mosconi, que é professora de neurociência e diretora do Programa de Prevenção de Alzheimer no Centro Médico Weill Cornell, da Universidade de Cornell, em Nova York, quando os níveis de estrogênio diminuem, o cérebro feminino enfrenta uma verdadeira reconfiguração bioquímica. Esse hormônio, que regula não só o sistema reprodutivo, mas também desempenha um papel essencial no funcionamento cerebral, começa a escassear, o que pode levar a alterações no humor e ansiedade.

Eu estudei o livro *O cérebro e a menopausa* da dra. Lisa Mosconi, uma leitura deliciosa e muito esclarecedora que recomendo fortemente. Você sabia que a menopausa está associada a um aumento da inflamação cerebral? Essa inflamação afeta o equilíbrio químico de neurotransmissores, como serotonina, dopamina e GABA (ácido gama-aminobutírico), que são fundamentais para manter o humor estável. Foi nesse livro que aprendi que nosso cérebro precisa de cuidado. O cérebro! E é sobre isso que falaremos no próximo capítulo. Aliás, segundo a doutora, o estrogênio é como se fosse o CEO da empresa "Cérebro Feminino Ltda".

O estrogênio, entre suas múltiplas funções, tem impacto direto no eixo hipotalâmico-hipofisário-gonadal, influenciando as respostas emocionais e de estresse. Sua queda pode desestabilizar circuitos cerebrais ligados à regulação emocional, exacerbando reações a estímulos que antes seriam considerados neutros. Além disso, estudos demonstram que alterações no metabolismo cerebral, como a redução na capacidade de produção de energia e alterações na conectividade neural, também contribuem para a sensação de irritabilidade e outros sintomas neurológicos.

Outro fator que potencializa essa instabilidade emocional é o contexto de vida da mulher nessa fase: frequentemente, ela está sob pressão de múltiplas responsabilidades, como carreira, cuidado com filhos ou pais idosos, e questões financeiras. Essa tempestade perfeita intensifica o desgaste emocional, tornando a irritabilidade quase inevitável em alguns momentos.

A boa notícia é que essa irritabilidade não é um estado permanente e existem formas de atenuá-la. Terapia de reposição hormonal, exercício físico como rotina, dieta equilibrada, meditação, mindfulness (técnica de meditação que busca atenção plena) e outros ajustes no estilo de vida podem ajudar a estabilizar o humor e melhorar a qualidade de vida.

Criei um *planner* detalhado para que você possa acompanhar não apenas os sintomas dessa fase da menopausa em diferentes períodos do dia (manhã, tarde, noite e até de madrugada), mas que possa visualizar quando se sente bem e quando avança nos cuidados consigo mesma. Preenchendo, você conseguirá criar um mapa de encontro a si mesma.

Quando registramos nossas sensações, sintomas, práticas de autocuidado e sentimentos positivos, ativamos um mecanismo de atenção plena que nos conecta ao presente, permitindo que **identifiquemos padrões**, compreendamos melhor nossas necessidades e celebremos pequenas conquistas diárias.

Planner

Sintomas	Manhã	Tarde	Noite	Madrugada
Indisposição ao acordar				
Dores articulares				
Pressão arterial alta				
Dores de cabeça				
Lapsos na memória				

Sintomas	Manhã	Tarde	Noite	Madrugada
Fogachos (ondas de calor)				
Fome excessiva				
Desânimo				
Irritabilidade				
Ansiedade				
Tristeza				
Humor oscilante				
Esquecimento				
Falta de foco				
Ressecamento vaginal				
Pele seca				
Libido baixa				
Insônia				
Suores noturnos				

Sintomas	Manhã	Tarde	Noite	Madrugada
Palpitações				
Cansaço extremo				
Sensação de isolamento				
Diminuição de energia física				
Problemas urinários				
Alterações no apetite				
Alterações na pele e cabelo				
Dificuldade de concentração				
Redução da massa óssea				

Sintomas positivos	Manhã	Tarde	Noite	Madrugada
Energia ao acordar				
Sensação de bem-estar				
Alegria sem motivo específico				

Sintomas positivos	Manhã	Tarde	Noite	Madrugada
Conexão com outras pessoas				
Orgulho por cumprir metas				
Gratidão pelo dia				
Satisfação após uma refeição saudável				
Relaxamento após meditação				
Entusiasmo por aprender algo novo				
Confiança em si mesma				
Paz interior				
Felicidade ao estar com amigos/família				
Esperança sobre o futuro				
Motivação para realizar tarefas				
Foco e clareza mental				
Senso de realização				
Autonomia nas decisões				

Sintomas positivos	Manhã	Tarde	Noite	Madrugada
Criatividade em alta				
Corpo se sentindo saudável				
Liberdade para ser você mesma				
Autoestima elevada				
Calma em situações desafiadoras				
Alegria em pequenos momentos				
Reconhecimento por um bom trabalho				
Companheirismo e apoio mútuo				
Flexibilidade ao lidar com mudanças				
Confiança nas próprias escolhas				
Entusiasmo para atividades físicas				
Orgulho por sua disciplina				
Plenitude e contentamento				

Elementos de Autocuidado	Manhã	Tarde	Noite	Madrugada
Beber água suficiente				
Tomar medicamentos prescritos				
Tomar vitaminas/suplementos				
Expor-se ao sol (15-20 minutos/dia)				
Realizar atividades físicas				
Seguir uma alimentação equilibrada				
Manter um bom ciclo de sono				
Meditar ou praticar mindfulness				
Dedicar tempo a hobbies prazerosos				
Encontrar-se com amigos/família				
Sentir-se bem com suas escolhas				
Cuidar da saúde emocional				
Manter a disciplina em rotinas diárias				
Revisar e organizar finanças pessoais				

Elementos de Autocuidado	Manhã	Tarde	Noite	Madrugada
Planejar objetivos de curto e longo prazo				
Evitar o uso excessivo de telas				
Praticar gratidão				
Procurar suporte profissional (terapia/coaching)				
Acompanhar consultas médicas regulares				
Ler ou estudar algo novo				
Desenvolver projetos pessoais				

CAPÍTULO 5: O papel do estrogênio: muito mais do que um hormônio reprodutivo

Explicação detalhada das funções do estrogênio e sua importância para a saúde óssea, cardíaca e cognitiva

O estrogênio é um verdadeiro maestro no concerto do corpo feminino, e no cérebro ele ocupa o centro do palco. Vamos conhecer os hormônios estrogênicos.

- **Estradiol (E2):** é o protagonista durante os anos reprodutivos. Produzido pelos ovários, é o estrogênio mais potente e ativo. Ele regula o ciclo menstrual, sustenta a densidade óssea e ainda tem um papel importante na proteção cardiovascular e no funcionamento cerebral. Ele começa a declinar drasticamente no climatério.
- **Estrona (E1):** após a menopausa, é a forma predominante de estrogênio no corpo. Produzida principalmente nas glândulas adrenais e no tecido adiposo, é bem menos potente que o estradiol, mas continua desempenhando funções importantes, como ajudar a manter o equilíbrio hormonal, mesmo que de forma modesta.
- **Estriol (E3):** esse estrogênio aparece em maiores quantidades durante a gravidez e é considerado o mais fraco dos três. Sua função é mais transitória, mas ele desempenha papéis importantes no suporte ao ambiente uterino e na gestação.

Comecemos pelo básico: o cérebro feminino é particularmente sensível ao estrogênio, especialmente à forma mais potente, o estradiol. Esse hormônio não apenas coordena funções reprodutivas, mas também é um regulador chave do sistema nervoso. Ele age como um modulador, influenciando desde o humor até a memória, passando pelo sono e até mesmo pela capacidade de lidar com o estresse.

O estradiol, também conhecido como E2, é a forma mais potente e ativa do estrogênio, e sua importância para o corpo humano não pode ser subestimada. Durante os anos reprodutivos, ele é produzido principalmente pelos ovários e age como uma espécie de maestro no funcionamento do organismo feminino, regulando uma ampla gama de processos que vão muito além do sistema reprodutivo.

O estradiol é essencial para o ciclo menstrual. Ele atua promovendo o crescimento e a maturação do revestimento do útero (o endométrio), preparando-o para uma possível gravidez. Quando não ocorre fecundação, os níveis de estradiol caem, e o ciclo se reinicia. É ele também que orquestra a liberação do óvulo pelo ovário, em um equilíbrio com outros hormônios, como a progesterona e o hormônio luteinizante.

Além de seu papel no sistema reprodutivo, o estradiol é uma fortaleza para a saúde óssea. Ele ajuda a manter a densidade dos ossos, prevenindo sua degradação. Durante a menopausa, quando os níveis de estradiol caem drasticamente, as mulheres ficam mais suscetíveis à osteoporose devido à diminuição dessa proteção hormonal.

O coração também se beneficia da presença do estradiol. Esse hormônio contribui para a elasticidade dos vasos sanguíneos, ajudando a regular o fluxo sanguíneo, reduzindo os níveis de colesterol ruim (LDL), enquanto aumenta o colesterol bom (HDL). Isso explica por que, até a menopausa, as mulheres têm menor risco de doenças cardiovasculares em comparação aos homens.

No cérebro, o estradiol atua como um protetor e um regulador. Ele influencia a plasticidade cerebral, ou seja, a capacidade do cérebro de se adaptar e formar novas conexões. Além disso, promove a saúde dos neurônios, protege contra o estresse oxidativo e facilita funções cognitivas como memória e aprendizado. Durante a transição para a menopausa, muitas mulheres relatam sintomas como nevoeiro mental ou névoa cerebral, tradução que vem do inglês *brain fog*, que são os esquecimentos que estão relacionados à queda nos níveis de estrogênio.

E não para por aí: o estradiol também tem impacto na pele e nos cabelos, ajudando a manter a hidratação, a elasticidade e a firmeza da pele, além de promover o crescimento capilar. Ele ainda regula a distribuição da gordura corporal, contribuindo para a forma feminina característica.

O estrogênio exerce seus efeitos através de receptores localizados em várias áreas do cérebro, como o hipocampo, que é central para a memória e o aprendizado, e o córtex pré-frontal, responsável pela tomada de decisões. Ele regula a plasticidade sináptica, essencial para a comunicação entre os neurônios e protege os neurônios contra danos. É por isso que mulheres em idade reprodutiva, com níveis altos de estrogênio, costumam apresentar vantagens cognitivas em áreas como memória verbal e fluidez verbal, quando comparadas aos homens.

No entanto, na transição da menopausa, a história muda. Os níveis de estrogênio caem drasticamente, desencadeando uma série de alterações no cérebro. Entre essas mudanças, destaca-se a redução do volume de matéria cinzenta em regiões críticas para a cognição, bem como uma desaceleração no metabolismo da glicose cerebral. Isso é importante porque o cérebro usa glicose como principal fonte de energia, e o estrogênio ajuda a regular esse processo.

Um estudo publicado na renomada revista científica britânica *Nature*, realizado com fêmeas de ratos de laboratório, demonstrou que aquelas sem estrogênio se tornaram mais sedentárias, confirmando que a ausência desse hormônio afeta a disposição para a atividade física. Em outras palavras, sair da inércia torna-se mais desafiador após a fase da menopausa. Por isso, não deixe para depois: comece a se exercitar o quanto antes.

Após a menopausa, os níveis de estradiol caem drasticamente, quase desaparecendo do organismo. Esse hormônio, essencial para diversas funções, é substituído pela estrona, que assume o papel predominante entre os estrogênios. No entanto, a estrona não tem a mesma eficácia do estradiol, o que gera consequências significativas, especialmente no funcionamento do cérebro.

Com a perda do estradiol, as conexões neurais se tornam menos eficientes e mais lentas. A capacidade do cérebro de formar novas conexões diminui, enquanto a perda dessas conexões aumenta. As células cerebrais também enfrentam maior desgaste, já que têm menos acesso aos mecanismos naturais de reparo, acelerando o processo de envelhecimento do tecido cerebral.

Além disso, a produção de neurotransmissores associados ao equilíbrio emocional e à sensação de bem-estar, como a serotonina, diminui consideravelmente. O controle dos radicais livres também fica comprometido, o que aumenta o risco de inflamações e danos oxidativos. Esses fatores combinados tornam o cérebro mais vulnerável ao envelhecimento precoce e a uma série de problemas neurológicos. Em suma, a ausência do estradiol tem um impacto profundo na saúde cerebral, afetando memória, emoções e capacidade cognitiva.

A redução de matéria cinzenta no hipocampo pode explicar por que tantas mulheres relatam esquecimentos, lapsos de memória durante essa fase. Por outro lado, o cérebro feminino tem uma capacidade incrível de adaptação. Após o ajuste inicial, há evidências de que muitas funções cognitivas se estabilizam na pós-menopausa. Esse processo adaptativo inclui o aumento de outras fontes de energia cerebral, como os corpos cetônicos, quando a glicose não é suficiente.

É tentador ver a menopausa como o vilão dessa história, mas o enredo é mais complexo. A queda do estrogênio pode ser desafiadora, mas também abre espaço para novas formas de cuidar do cérebro. Terapias de reposição hormonal, quando iniciadas na chamada janela de oportunidade (já na perimenopausa), podem diminuir os efeitos negativos como a perda de densidade sináptica e a redução metabólica. Além disso, a prática regular de exercícios físicos, uma dieta rica em antioxidantes e atividades antiestresse são fundamentais para nutrir a saúde cerebral.

No livro *Woman: An Intimate Geography*, a jornalista norte-americana Natalie Angier (que venceu um prêmio Pulitzer pelo livro) aborda o estrogênio de maneira profundamente transformadora, questionando as narrativas que historicamente relegaram esse hormônio a um papel limitado, relacionado quase exclusivamente à reprodução e à feminilidade tradicional. Angier desafia a visão de que o estrogênio seria um "hormônio passivo", demonstrando que ele desempenha um papel crítico não apenas na regulação do sistema reprodutivo, mas também na saúde cerebral, na memória, na percepção emocional e no funcionamento metabólico geral. Ela explora como esse hormônio age de maneira multifacetada, influenciando tanto a biologia quanto a psicologia feminina.

O tom disruptivo de sua abordagem se reflete na maneira como Natalie Angier desconstrói estereótipos e amplia o significado do estrogênio, apresentando-o como um agente ativo e poderoso, essencial para a vitalidade e o bem-estar das mulheres. Ela também aponta como a ciência, influenciada por preconceitos de gênero, muitas vezes ignorou ou distorceu a complexidade do estrogênio, subestimando sua importância fora do contexto da fertilidade.

Esse livro também busca dialogar diretamente com a perspectiva de quebra de paradigmas, especialmente ao desafiar a ideia de que esse é um período de desaceleração ou de aceitação passiva de um suposto último estágio da vida. Ao contrário, o livro reforça que a menopausa é o começo de uma longa jornada, maior do que nunca, e esse precisa ser um momento de informação segura, redescoberta e reinvenção, em que possamos assumir um protagonismo pleno sobre nossos corpos e escolhas.

Enquanto, por gerações, muitas de nós simplesmente se deixaram levar, aguardando passivamente as transformações que viriam, hoje temos à disposição não apenas o conhecimento, mas ferramentas para intervir, compreender e até redefinir os rumos que essas mudanças tomam em nossas vidas.

PARTE 2

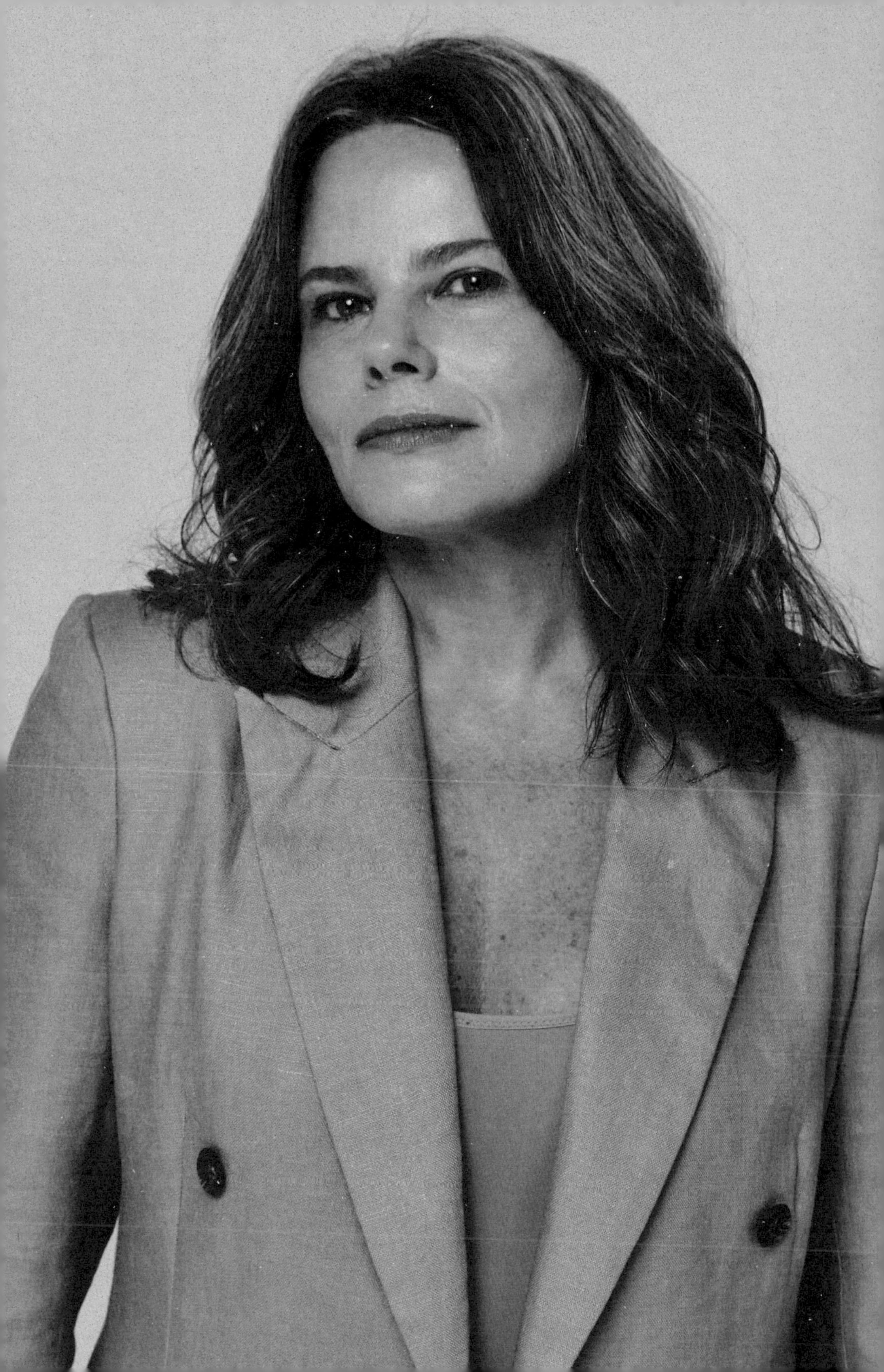

PARTE 2: CORPO EM TRANSFORMAÇÃO

Não é impressão: algo mudou em você. Afinal, estamos falando de um dos 3 Ps mais importantes da vida de uma mulher. Os 3 Ps – puberdade, puerpério/gravidez e perimenopausa – representam marcos transformadores na jornada hormonal feminina, capazes de alterar não apenas o corpo, de maneiras profundas. Esses períodos, marcados por flutuações hormonais drásticas, moldam emoções, cognição e saúde geral, destacando a interconexão entre sistema reprodutivo e funções cerebrais.

Por exemplo, enquanto a puberdade desperta redes cerebrais que sustentam a identidade e o aprendizado social, o puerpério e a gravidez trazem adaptações neurológicas voltadas para a empatia e o cuidado. A perimenopausa, por sua vez, emerge como uma transição crucial, marcada pela queda nos níveis de estrogênio, um hormônio central para a saúde cerebral e emocional. Estudos como os da dra. Lisa Mosconi, como vimos na Parte 1 deste livro, indicam que esse período afeta a estrutura, a conectividade e o metabolismo do cérebro, sendo potencialmente uma janela de vulnerabilidade, mas também de resiliência adaptativa.

A grande lição aqui é: o que você sente agora não começou hoje. Cada alteração física ou emocional associada à fase da menopausa é, em verdade, o ápice de processos que se iniciaram anos atrás, muitas vezes despercebidos. Como descreve a jornalista Mariza Tavares, que escreve um blog fantástico no G1 sobre longevidade*, esses processos pedem autocuidado e decisões assertivas que impactam a saúde ao longo de décadas.

Após mais de seis anos, dedicando-me ao tema em entrevistas e diálogos com especialistas, mulheres e cientistas, aprendi que a menopausa não é apenas um fenômeno biológico... É um chamado para ações conscientes, inclusive nas empresas.

> A ciência mostra que intervenções oportunas – como mudanças no estilo de vida e tratamentos personalizados – podem reverter parte dos impactos hormonais no corpo e no cérebro, resgatando não apenas o bem-estar, mas também a capacidade de ressignificar essa etapa como uma oportunidade.

Este capítulo a convida a se aprofundar nessa jornada, com conhecimento e coragem, para transformar o que é visto como um fim em um novo começo. Vamos juntas desmistificar a menopausa e construir pontes para uma vida rica em saúde, vitalidade e propósito.

---

* Disponível em: https://g1.globo.com/bemestar/blog/longevidade-modo-de-usar/

CAPÍTULO 6: Mudanças no corpo. Peso, forma e metabolismo

Explicação sobre o metabolismo mais lento, redistribuição de gordura, aumento de peso e como lidar com essas mudanças

O climatério (perimenopausa, menopausa e pós-menopausa) marca um momento crucial de transformação no corpo feminino, particularmente na forma como ele metaboliza energia, acumula gordura e preserva a massa muscular. Durante a transição hormonal, o declínio progressivo dos níveis de estrogênio e progesterona desencadeia, também, mudanças metabólicas profundas. O estrogênio é essencial na regulação do apetite e na queima de calorias, pois ele atua diretamente no sistema nervoso central, diminuindo a fome e estimulando o metabolismo.

O estrogênio ativa o hipotálamo na mesma região do GLP-1 reduzindo a fome, gerando saciedade e aumentando o gasto calórico. Só para ficar mais fácil de entender sobre o hormônio GLP-1, o medicamento Ozempic contém semaglutida, que é uma substância que atua de forma semelhante ao hormônio GLP-1. Ou seja, reduz a fome. Podemos dizer que o estrogênio faz isso naturalmente até a menopausa, depois ficamos quase que descobertas.

Com a sua queda, a equação metabólica se altera: o apetite aumenta enquanto a capacidade de queimar calorias diminui. Esse descompasso cria o ambiente perfeito para o ganho de peso, especialmente em uma fase da vida em que a perda de massa muscular já acontece por causa do processo natural de envelhecimento, que começa fisiologicamente por volta de 40 anos.

A gordura corporal, que antes se distribuía de forma mais uniforme nos quadris, no culote e nas coxas, começa a se acumular predominantemente na região abdominal, formando a famosa pochete. A pochete, ao longo dos anos, transforma-se numa mochila na barriga. E aí a coisa pega! Essa é uma gordura ruim, para sair leva tempo e pode gerar doenças graves como diabetes tipo 2, hipertensão, doenças cardíacas, apneia do sono, câncer, entre outras...

Paralelamente ao ganho de gordura, acontece a perda de massa muscular — um dos maiores queimadores de calorias do corpo. Cerca de 70% das calorias consumidas diariamente são utilizadas para sustentar os músculos em repouso. Se você não tem músculos, as calorias que você ingere vão virar gordura. Por isso, vemos mais e mais pessoas maduras e velhinhos fazendo musculação, tentando ganhar músculos. Manter os músculos em dia é essencial não só por causa do peso, mas para dar suporte aos nossos ossos.

O corpo, ao longo de milhares de anos, evoluiu para priorizar a sobrevivência em condições de fome e escassez, programando nossos hormônios para conservar energia. Por isso, perder peso, ao contrário de acumulá-lo, não é um processo natural para o organismo. Ser magro não é o que o nosso cérebro quer para nos proteger. Essa resistência natural ao emagrecimento é intensificada na menopausa, quando os sistemas metabólicos já estão em desvantagem hormonal e estrutural.

Esse aumento do estresse oxidativo e inflamação sistêmica são dois fatores que contribuem para a síndrome metabólica, um conjunto de condições que incluem obesidade abdominal, hipertensão, altos níveis de triglicerídeos, baixos níveis de HDL (colesterol bom) e hiperglicemia. Essas alterações são exacerbadas pela queda do estrogênio, que desempenha um papel protetor na saúde cardiovascular e no controle do metabolismo de lipídios e glicose. Como consequência, mulheres na fase da menopausa enfrentam um risco significativamente maior de desenvolver diabetes tipo 2 e doenças cardiovasculares, em comparação com mulheres em período fértil.

Outro fator crítico é a interação entre a obesidade e o cérebro durante o climatério. Como já vimos, estudos indicam que a fase da menopausa impacta não apenas o corpo, mas também o cérebro, alterando a conectividade neural e o metabolismo de glicose no órgão. Isso pode afetar os mecanismos de fome e saciedade, aumentando a propensão a escolhas alimentares calóricas e dificultando a perda de peso. A sensação de cansaço constante, comum devido à má qualidade do sono e às alterações hormonais, também contribui para a redução da motivação para atividades físicas, criando um ciclo vicioso de ganho de peso e sedentarismo.

Há também fatores emocionais e sociais que não podem ser ignorados. A menopausa frequentemente coincide com períodos de alta carga de responsabilidades profissionais e familiares, o que reduz o tempo disponível para cuidados pessoais. Muitas mulheres relatam que, nesse período, priorizam os outros em detrimento da própria saúde.

De acordo com um estudo de 2021 da dra. Anna Fenton, médica endocrinologista da *Oxford Women's Health*, em todo o mundo, a obesidade quase triplicou desde 1975. Segundo a autora, em 2016, mais de 1,9 bilhão de adultos, com 18 anos ou mais, estavam acima do peso. Desses, mais de 650 milhões eram obesos. Trinta e nove por cento dos adultos com 18 anos ou mais estavam acima do peso e 13% eram obesos. A maior parte da população mundial vive em países onde o sobrepeso e a obesidade matam mais pessoas do que o baixo peso. A Índia tem mais de 30 milhões de pessoas obesas e o número está aumentando de forma alarmante.

Agora, imaginemos em nosso contexto específico.

Com a queda abrupta nos níveis de estrogênio, o corpo não apenas altera a distribuição de gordura corporal, promovendo seu acúmulo na região abdominal, mas também há influência direta no metabolismo e na capacidade do corpo de regular a energia. Para enfrentar a obesidade nesse contexto, o tratamento precisa ser estratégico e interdisciplinar.

Não se trata apenas de recomendar uma dieta, mas de personalizar o cuidado às suas características. Lembre-se: cada mulher vive uma menopausa diferente. Estratégia, já!!!

Intervenções baseadas na dieta mediterrânea têm mostrado resultados promissores, pois é uma dieta rica em alimentos anti-inflamatórios que promovem a saúde metabólica e cardiovascular. Mas uma nutricionista e endocrinologista poderão ajudá-la, depois que passei todas essas informações.

Não se trata apenas de recomendar uma dieta, mas de personalizar o cuidado às suas características. Lembre-se: cada mulher vive uma menopausa diferente. Estratégia, já!!!

O exercício físico como rotina será seu maior aliado junto à nutrição adequada.

Vou direto ao ponto sobre o que os médicos recomendam: exercícios todos os dias, pelo menos 40 minutos. Seja uma caminhada rápida, dança, bicicleta, natação, corrida, o que você quiser e gostar. Duas vezes por semana, exercício de peso: musculação ou pilates. Se você não fizer nada, será muito, mas muito difícil perder peso, mesmo fazendo dieta. E se perder tem o risco de recuperar depois.

A obesidade na menopausa não deve ser tratada como um problema isolado, mas como uma condição integrada que demanda abordagem médica, suporte psicológico e uma estratégia personalizada que contemple a complexidade desse período. Ignorar os fatores subjacentes e focar apenas no controle de peso pode não apenas ser ineficaz, mas também desumanizar o cuidado com mulheres em uma fase de vulnerabilidade e transformações profundas.

Menopausa e ganho de peso (Por dr. Luciano Giacaglia*)

MC: O que são hormônios?

Dr. Luciano Giacaglia: Hormônios são substâncias produzidas, seja por glândulas especializadas, que são órgãos específicos para produzir apenas hormônios, mas também por outras células, várias células do nosso corpo que, embora não sejam consideradas órgãos endócrinos propriamente ditos, também produzem hormônios. E o que o hormônio faz? Ele é uma molécula que vai comunicar uma célula com outra a distância. Então, ele entra na circulação e vai até o local onde precisa agir, onde ele tem que informar algo para outra célula, a fim de que exista uma interação entre essas duas células. É um modo de comunicação, é como se fosse o celular que usamos, mas entre as células.

MC: E os órgãos?

Dr. Luciano Giacaglia: Na verdade, a comunicação pode ser entre órgãos, entre células e até mesmo entre uma célula e sua célula vizinha. O que chamamos de comunicação endócrina ocorre quando há uma comunicação a distância. Quando as células estão lado a lado, a comunicação é chamada de efeito parácrino. E quando uma célula se autorregula, ou seja, um hormônio age sobre a própria célula, chamamos isso de comunicação autócrina. Esse tipo de comunicação é muito mais complexo do que as pessoas podem imaginar. O nosso organismo é uma máquina bastante sofisticada, porque, por exemplo, o cérebro precisa saber o que está acontecendo no osso, o que está acontecendo no coração, e assim por diante. Então, temos basicamente dois sistemas de comunicação: o sistema endócrino, que funciona através dos hormônios, e o sistema neurológico, que funciona por meio dos nervos. Esses são os grandes sistemas de comunicação no nosso organismo.

MC: E o sistema endócrino envolve quais hormônios?

Dr. Luciano Giacaglia: Ah, aí a gente está falando de mais de uma centena de hormônios. A maioria deles, eu diria, ainda está por ser descoberta. A cada ano, descobrimos mais e mais hormônios. Ou seja, da época em que me formei até hoje, tivemos uma evolução enorme. A própria endocrinologia se tornou muito mais complexa hoje em dia do que era no passado.

Então, especificamente sobre o que vamos conversar hoje, que é a regulação do peso, temos uma dezena de hormônios que participam desse processo. Isso foi descoberto nos últimos anos, porque, até mais ou menos a década de 1990, existia o conceito de que o ganho de peso era simplesmente um desleixo das pessoas, uma falta de força de vontade. Quando começamos a descobrir alguns hormônios que regulam nosso peso, o primeiro deles, que é, inclusive, o mais impactante e deu prêmio Nobel para quem o descobriu, é a leptina. Esse hormônio é muito interessante, pois controla o nosso peso e, a partir disso, abriu-se um novo caminho, um novo horizonte para começar a pesquisar e descobrir outros hormônios. Hoje, podemos afirmar que o ganho de peso é determinado por hormônios.

E não é à toa que a pessoa que tem problema de peso procure um endocrinologista, porque, se fosse algo relacionado à falta de vergonha, caráter ou força de vontade, não seríamos nós, endocrinologistas, quem iríamos tratar. Seriam os psicólogos ou psiquiatras, entende? Nós, endocrinologistas, tratamos os hormônios. Então, faz total sentido que sejamos nós que vamos cuidar de um problema relacionado aos hormônios, assim como tratamos problemas da tireoide. Ninguém vai dizer que alguém com a tireoide que não funciona adequadamente é "sem vergonha", né? Muito menos uma criança que não produz hormônio de crescimento e não cresce. Eu vou dizer que falta força de vontade para ela crescer? Mas, a obesidade e o ganho de peso, principalmente, ainda são vistos como desleixo da pessoa, como se ela fosse responsável por isso. É como se eu fosse responsável por uma doença crônica que tenho. Não faz o menor sentido isso.

MC: Na menopausa, a mulher percebe que fica muito difícil controlar o ganho de peso, ela sente mais fome, perde o controle... Você pode explicar o que acontece?

Dr. Luciano Giacaglia: Na menopausa, depois que a mulher fica 12 meses seguidos sem menstruar, ocorre a falência dos ovários. O principal hormônio sexual feminino, o estrogênio, para de ser fabricado. Esse processo é gradativo e começa na perimenopausa, como você sabe. Vou dar um exemplo para deixar a compreensão mais fácil... Quando a gente castra um animal de estimação, fêmea ou macho, um cachorro ou um gato, o que acontece? Ele ganha peso, né? Então, os hormônios sexuais têm um impacto importante no peso, seja em um animal ou em um ser humano.

Eu vejo que muitas pessoas falam sobre hormônios e sempre fica aquele estigma com a tireoide. O hormônio da tireoide influencia no peso, mas o ganho de peso com uma disfunção da tireoide não é tão significativo. Geralmente, ele fica em torno de 3kg, o que não é tanto assim.

Agora, olha a disparidade entre os sexos: os homens têm a andropausa, mas a queda da testosterona — principal hormônio sexual masculino — é muito mais lenta. A falta de testosterona no homem também leva ao ganho de peso, mas nas mulheres aparece muito mais cedo.

MC: Sobre tireoide... Aquela história de que o sujeito ganhou 20 kg só porque tem problema na tireoide... não é tudo culpa da tireoide, não é?

Dr. Luciano Giacaglia: O hormônio sexual é ainda mais complicado. O ganho de peso que ocorre durante a menopausa é muito mais intenso do que uma disfunção da tireoide. O estrogênio, que é o hormônio sexual feminino, atua no cérebro e tem um efeito inibidor do apetite. Ele também estimula o metabolismo, fazendo com que o organismo queime mais calorias. Então, quando o estrogênio diminui, o que acontece? Duas coisas: há um aumento do apetite e, ao mesmo tempo, o corpo queima menos calorias. Essa equação é o grande problema. E, nesse momento, estamos também enfrentando o envelhecimento, ou seja, uma perda de massa muscular. Não podemos esquecer que 70% das nossas calorias são queimadas pelos músculos, tanto durante a atividade física, quanto em repouso.

MC: Durante o sono?

Dr. Luciano Giacaglia: Em qualquer momento. Esse músculo queima muitas calorias porque é o tecido mais volumoso que temos no corpo e a demanda é muito alta. Então, quando perco a massa muscular, a queima de calorias já diminui. A falta de estrogênio faz com que o corpo queira queimar menos calorias e aumente o apetite. E aí entra a dificuldade com o ganho de peso. Outra coisa importante que sempre falo para as pacientes é que o nosso corpo não tem um mecanismo natural para perder peso, ele não quer perder peso.

Na verdade, não só nós, mas todos os animais. Eles são moldados para se defender da fome, e a humanidade, até a Revolução Industrial, sempre passou por períodos de escassez alimentar. Mesmo na primeira Revolução Industrial, ainda existia uma grande disparidade nesse aspecto. A questão de termos fartura alimentar hoje, de não precisarmos sair andando 30 km para caçar e conseguir alguma coisa para comer, é algo muito recente na história da humanidade. O que acontece é que vivemos em um regime de escassez, e nosso corpo se adaptou para sobreviver à fome. Todos os hormônios que produzimos têm como objetivo acumular o máximo possível de calorias e gastar o mínimo possível. Isso explica, por exemplo, a existência de pessoas chamadas "magras e difíceis de engordar", que têm um metabolismo mais eficiente.

MC: Aqueles que chamamos de "magros de ruindade"... você pode nos explicar, cientificamente, o porquê de uns terem tanta fome e outros verem guloseimas, bolos, pratos deliciosos e fartos, por exemplo, e nem ligarem, não terem vontade?

Dr. Luciano Giacaglia: Eles são os mutantes. Sempre digo o seguinte: hoje em dia, na humanidade, a pergunta não deveria ser por que as pessoas estão engordando... Em uma sociedade extremamente sedentária, com oferta alimentar disponível a qualquer hora e um estresse brutal – depois vamos conversar também sobre o efeito do estresse na alimentação – a pergunta não é porque as pessoas estão engordando, mas por que existem pessoas magras? Então, esses indivíduos não eram para existir, só que ao mesmo tempo eles foram a chave para a gente entender a questão do excesso de peso.

MC: Por quê? Estou confusa!

Dr. Luciano Giacaglia: Porque, apesar de todas essas circunstâncias, essas pessoas têm um peso menor, certo? Porque elas têm hormônios em níveis mais altos, hormônios que induzem a perda de peso. Todos os tratamentos hormonais que estamos começando a explorar vêm justamente dessa compreensão. Ou seja, se o indivíduo é magro, ele tem um nível mais alto de certos hormônios. Vou dar um exemplo: existe um hormônio chamado PYY, que tem níveis bem mais altos em indivíduos magros do que em pessoas acima do peso. E o que essa pessoa fez para ter isso? Ela não fez nada, ela simplesmente nasceu assim.

MC: Então, ele é um mutante.

Dr. Luciano Giacaglia: Esse indivíduo magro não estaria preparado para sobreviver em uma floresta, onde ele teria que caçar o alimento e a demanda calórica seria muito alta. Então, esse é o "carro gastão", é aquele que consome muito combustível, enquanto a maioria das pessoas, que tem tendência a ganhar peso, é como um "carro econômico", que não gasta quase nada de combustível para fazer o mesmo trajeto.

O que a ciência fez foi observar o magro, entender os hormônios que ele produz, e agora está criando os chamados análogos, que são hormônios artificiais baseados nesses hormônios naturais, para dar a pessoas que estão acima do peso. E qual é a vantagem disso? A vantagem é que, se o indivíduo é magro, ele tem esses níveis elevados de hormônio de forma natural, não é algo prejudicial.

Eu digo que os tratamentos hormonais que surgiram não são exatamente medicamentos, mas uma reposição hormonal de substâncias que faltam no nosso corpo e que nos levam ao excesso de peso, o que é diferente de qualquer outro medicamento que meu corpo não produz.

MC: Você está falando das canetas tipo Ozempic, né? Elas têm hormônios que repõem o que o nosso corpo não produz naturalmente... O problema é que muitas pessoas estão usando sem indicação médica...

Dr. Luciano Giacaglia: O problema são os efeitos adversos que esses medicamentos podem causar. Algumas pessoas podem ter complicações com qualquer remédio, até com dipirona. Independentemente do medicamento, ele deve ser usado com orientação médica. Se surgir algum problema, a pessoa precisa consultar o médico para saber o que fazer: diminuir a dose, suspender o remédio e tomar um antídoto. E se a pessoa for ao hospital, como ela vai explicar o que está usando, se ninguém sabe? Isso torna a situação mais complexa, independentemente da questão do peso.

E sobre o hormônio injetável, ele é baseado em um hormônio natural que temos, chamado GLP-1, que é produzido no intestino. Ou seja, quando comemos, o intestino percebe isso e começa a produzir o GLP-1, que vai até o cérebro e informa que você se alimentou, ajudando a diminuir o apetite. Mas o mais interessante, e esse é o "pulo do gato", é que o GLP-1 também aumenta o metabolismo. Quando qualquer pessoa se alimenta, há um estímulo ao metabolismo, fazendo com que o corpo queime mais calorias. Esse é um aspecto que às vezes as pessoas esquecem. Muitas me dizem: "*Ah, doutor, não estou tendo a redução de apetite que eu imaginava*". O problema é que a queima de calorias não é algo que conseguimos medir diretamente, mas ela está acontecendo. Então, não é apenas uma questão de comer menos. Esse é um dos hormônios envolvidos, e, como mencionei, temos dezenas de hormônios que afetam esses processos.

MC: Que ainda estão para ser descobertos?

Dr. Luciano Giacaglia: Em breve, provavelmente teremos outro hormônio sendo utilizado, e dentro de dois ou três anos, podemos ter três hormônios em tratamento. E essa história não vai parar por aí. Uma vez, comentei contigo que minha previsão é que, em 12 a 15 anos, teremos todos os hormônios identificados e tratáveis, e podemos dizer que a obesidade será, então, tratada e controlada.

MC: Exatamente. A obesidade é um dos grandes males hoje, porque tem impactos em todo o sistema.

Dr. Luciano Giacaglia: Teoricamente, vimos o que aconteceu durante a pandemia da covid: a velocidade com que o interesse foi gerado, especialmente a nível mundial. É impossível que a obesidade hoje não entre nesse rol de doenças que despertam grande interesse, não apenas pelo impacto no próprio indivíduo, mas também pelas implicações governamentais.

MC: Sim, porque os governos gastam muito dinheiro para tratar a obesidade.

Dr. Luciano Giacaglia: E as suas complicações... Não podemos esquecer que a obesidade leva a diabetes, AVC, infarto e câncer. Atualmente, cerca de 30% dos casos de câncer provavelmente estão relacionados à obesidade. Portanto, é um dos principais fatores de risco para o câncer.

MC: Por quê?

Dr. Luciano Giacaglia: Porque a gordura é resultante de vários fatores. Por exemplo: a obesidade e o excesso de gordura dentro das células geram um processo inflamatório. Deixe-me voltar um pouco antes disso: por que ela gera inflamação? Essa é uma questão interessante. A gordura que acumulamos é muito parecida com a gordura presente nas membranas das bactérias, e o nosso corpo foi moldado para reconhecer bactérias por essas membranas, que são ricas em gordura. Então, quando você acumula muita gordura no corpo, o organismo entende que está sendo invadido por bactérias e cria um processo inflamatório. Ele gera substâncias que causam inflamação, mas, em vez de combater as bactérias, o organismo acaba combatendo a si mesmo. Existe, então, um processo inflamatório crônico, como aquele indivíduo que tem uma pinta e fica constantemente mexendo nela, inflamando-a. Isso pode levar a um câncer. Internamente, se você tem células potencialmente cancerígenas, fica constantemente inflamando e cutucando, o que pode gerar câncer.

O segundo ponto é que, quando temos excesso de gordura, o hormônio insulina passa a ter dificuldade para funcionar, o que chamamos de resistência insulínica. Isso é o que leva ao diabetes. A insulina não consegue mais desempenhar sua função corretamente. O pâncreas, que é o órgão responsável pela produção de insulina, acaba sobrecarregado, trabalhando constantemente até que se desgasta, falha, e o indivíduo desenvolve diabetes. No entanto, o que muitas pessoas não sabem é que a insulina tem uma outra função nas células, que não está relacionada ao controle do açúcar no sangue. Essa ação está bloqueada na resistência insulínica, mas ela também estimula o crescimento celular. E aí entra o aumento do risco de câncer relacionado a isso.

MC: Açúcar??

Dr. Luciano Giacaglia: O aumento do açúcar no sangue, especialmente os picos de glicose, é o que está relacionado a esse processo. Então, todo mundo conhece, ou pelo menos já ouviu falar, do exame PET-Scan, certo?

MC: Minha mãe fez esse exame, pois ela teve câncer.

Dr. Luciano Giacaglia: Isso é feito para o quê? Para rastrear se o indivíduo tem câncer residual ou se o câncer se espalhou para outras partes do corpo. Como funciona? Uma substância radioativa é administrada ao paciente, que depois passa por uma tomografia. A tomografia detecta a radiação e consegue identificar onde ela está no organismo, indicando onde há câncer e onde não há. E qual é a substância radioativa utilizada? Glicose, ou seja, açúcar. Por que isso acontece? Porque o câncer é altamente ávido por açúcar. Então, quando há uma grande oferta de açúcar, seja devido a diabetes com níveis elevados de glicose, ou ao consumo excessivo de carboidratos processados que provocam picos de açúcar no sangue, isso acaba ajudando as células cancerígenas. É importante lembrar que nosso corpo está constantemente criando células cancerígenas, mas temos um sistema imunológico forte, com glóbulos brancos, que reconhecem e eliminam essas células. No entanto, quando há o aumento do açúcar no sangue, esse equilíbrio é alterado, dando mais força para as células cancerígenas e dificultando o trabalho das nossas células de defesa. E esse é um dos problemas que temos: ganho de peso, inflamação, aumento dos níveis de insulina e, se o açúcar estiver elevado, isso dificulta ainda mais o controle e favorece o desenvolvimento do câncer.

MC: Então, a gente percebe, doutor, que o que está sendo valorizado hoje, e qualquer pessoa minimamente inteligente consegue entender, é que a perda de peso ou o estabelecimento de um peso saudável não se refere ao número da balança, mas sim à medida da fita métrica. Esse peso saudável precisa ser atingido, pois, caso contrário, podem surgir complicações, especialmente quando a mulher entra no processo de perda de massa muscular, metabolismo mais lento devido ao envelhecimento natural e quedas hormonais, não é? Hormônios que nos protegem e que também inibem a fome, como o estrogênio, diminuem. Isso faz com que o ganho de peso aconteça, e esse peso extra pode ser prejudicial para uma vida saudável, sem dependência física ou emocional, além de envolver muitas outras questões na construção dessa fase, tornando tudo muito mais desafiador.

Dr. Luciano Giacaglia: Esse é o ponto. Como eu falei, a idade traz uma perda natural de massa muscular, mas o que acontece é que isso leva ao ganho de peso. E muitas vezes pensamos que o acúmulo de gordura é apenas aquele visível, que vemos sob a pele, na barriga, que sabemos ser prejudicial. No entanto, também há o acúmulo de gordura dentro do músculo, o que é igualmente importante e muitas vezes negligenciado. Essa gordura é a "gordura do mal". Isso porque o músculo não deveria ter gordura dentro dele. E, como eu mencionei antes, ocorre uma inflamação, e isso leva à morte das células musculares no nosso corpo. Ou seja, a perda de músculo provoca o acúmulo de gordura, o que, por sua vez, faz o músculo diminuir ainda mais. Cria-se, então, um círculo vicioso. Esse é o ponto que discutimos outro dia: não devemos esperar a menopausa para agir. É preciso começar a se preparar muito antes, desde sempre. Mas, especialmente nos 10 anos que antecedem a menopausa, a mulher precisa fazer mudanças no estilo de vida e passar por acompanhamento médico, porque depois disso tudo fica mais difícil. A bola de neve vai crescendo.

Além disso, é importante destacar que o músculo também produz hormônios. Ele é responsável pela produção de três grandes hormônios que impactam diretamente na parte emocional: a endorfina, a serotonina e a dopamina. A endorfina nos proporciona uma sensação de paz, alivia a dor e até ajuda no sono. A dopamina está relacionada ao prazer, e a serotonina à felicidade. À medida que a massa muscular diminui, a produção desses hormônios também diminui. E, com isso, a mulher passa a ficar mais irritada, mais triste, mais propensa à depressão, começa a sentir dores em várias partes do corpo, como nas costas ou nos joelhos. E isso dificulta ainda mais a prática de atividades físicas. Uma mulher com depressão pode não ter vontade de sair da cama, e, sem atividade física, ela perde o prazer em muitas coisas. Ela pode se entregar a um ciclo de sedentarismo, achando que está "descendo a ladeira". Por isso, a manutenção da massa muscular é fundamental.

Hoje em dia, vemos muitas pessoas falando sobre dietas da lua, dietas baseadas no tipo sanguíneo, ou até tomando remédios, mas, sem atividade física, o controle de peso e saúde se torna quase impossível. O papel do médico é sempre ajudar na medida do possível, mas sem atividade física que inclua exercícios aeróbicos, fica muito difícil controlar o peso. O exercício aeróbio é o que queima gordura. São atividades de longa duração que trabalham o mesmo músculo sem grande esforço, como caminhadas, esteira, bicicleta, natação (para quem sabe nadar). Aliás, é importante que as pessoas comecem a treinar. Muita gente entra na piscina, nada por 10 minutos, respira e para, mas isso não é natação. Então, o que eu acho é que isso não é natação com a proposta de exercício...

Pode até fazer natação para relaxar, mas, assim, a atividade precisa ser contínua, de pelo menos 40 minutos. Por que 40 minutos? A questão está nos hormônios que mencionei, que são fundamentais: eles começam a ser produzidos após 40 minutos de exercício. Até esse tempo, o corpo não os gera. Uma vez que esses hormônios começam a ser produzidos, o que acontece é que, durante a atividade aeróbica, o músculo passa a liberar serotonina, dopamina e endorfina, que, no cérebro, ajudam a diminuir a compulsão alimentar e o apetite. Ou seja, o próprio exercício auxilia no processo de dieta, porque, sem atividade física, é muito difícil resistir aos ataques de compulsão. A pessoa pode acordar de madrugada e atacar um doce, por exemplo. Ela percebe que a dificuldade aumenta, mas, ao mesmo tempo, uma alimentação saudável, com menor teor de gordura, acumula menos gordura no músculo e ajuda a prevenir a inflamação que pode levar à perda de massa muscular. Ou seja, tudo está interligado.

MC: Se acumular gordura, ela vai acabar entrando no músculo. E aí, o músculo não vai funcionar adequadamente. Mas quando você começa uma rotina de exercícios, e realmente se dedica a ela, as chances de melhorar a saúde e de perder peso são muito grandes...

Dr. Luciano Giacaglia: Isso. E, complementando, como falamos sobre a atividade aeróbica, ela deve ser feita pelo menos três vezes por semana, caso a pessoa não faça nada por enquanto. Depois, o ideal é aumentar para cinco vezes por semana. Isso não fui eu que inventei, são diretrizes de sociedades internacionais de atividade física. Quanto à musculação, ela deve ser feita pelo menos duas vezes por semana. Qual é o papel da musculação? A perda de peso imediata não vem da musculação, mas ela ajuda a preservar a massa muscular. O efeito da musculação é mais a longo prazo. Além de aumentar o gasto calórico, mesmo em repouso, ou seja, com mais músculo, o corpo queima mais calorias, mesmo quando estamos parados. Mas o ponto crucial que você tocou é a independência. Eu acho que uma das piores coisas que podem acontecer com o envelhecimento é se tornar dependente de outra pessoa para tarefas básicas, como ir ao banheiro ou tomar banho. Isso, eu diria, é uma das piores coisas. Envelhecer dessa forma seria realmente horrível.

MC: Aí que está: se não houver saúde e um planejamento, vai ser muito difícil envelhecer. Como podemos ver, quem não se cuidava, por exemplo, os mais velhos de hoje, além da genética, muitas vezes não praticava exercícios. Comiam de forma mais saudável, não tanto alimentos processados, mas não são pessoas como as que vemos hoje, os idosos que fazem musculação, que caminham. Mesmo que seja uma musculação leve, assim, um pouquinho já faz efeito, não faz?

Dr. Luciano Giacaglia: Você me fez lembrar de uma senhora que tinha mais de 400 kg. Ela não conseguia fazer nada com independência. Ela não saía do chão, passava a vida no chão. Apareceu em um documentário que ela perdeu peso mesmo assim, fazendo ginástica.

MC: Ginástica?

Dr. Luciano Giacaglia: Ela praticava ginástica e disse: "*Bom, o que eu consigo fazer?*", ela pegava uma garrafa com o braço e fazia movimentos repetidamente várias vezes por semana. Com o passar dos anos, ela havia perdido 200 kg. É claro que não foi apenas levantando a garrafa, mas aquele foi o começo, e com o tempo ela foi melhorando. O que quero passar é que a pessoa não pode se entregar. É melhor fazer um pouco do que não fazer nada, porque esse pouco vai se tornando um pouco mais e, logo, vai ser ainda mais. Então, não foi apenas levantar a garrafa, mas foi o início que permitiu uma sequência de progressos. Precisamos caminhar nesse sentido, de incorporar a atividade física na nossa rotina. O objetivo é este: cinco vezes por semana, atividade aeróbica de 40 minutos. O ideal é 60 minutos e, para a musculação, duas a três vezes por semana. O número vai depender da idade e da perda de massa muscular do indivíduo. Para pessoas mais idosas, que já tiveram uma perda muscular mais significativa, o ideal são três vezes por semana. Para a maioria, duas vezes por semana já é suficiente. E é importante lembrar que musculação não significa fisiculturismo. Não é necessário ir à academia e levantar 20 ou 30 kg, porque isso pode causar lesões ortopédicas, e a pessoa pode ficar afastada por meses, o que é muito comum.

MC: Você foi mencionado na minha conversa com a dra. Tânia Schupp. Falamos bastante sobre isso e ela disse: "Exatamente isso. Não adianta se machucar", porque acredito que vocês veem isso o tempo todo no consultório, né? Pessoas que pensam "Ah, vamos lá e tudo!", e eu já fui uma dessas também.

Dr. Luciano Giacaglia: As pessoas tentam compensar tudo o que não fizeram na vida de uma vez só. É importante lembrar que a musculação tem mais a ver com a quantidade de repetições do movimento muscular do que com a força em si. Eu gosto muito de dar um exemplo: imagine aquele sujeito forte da academia tentando fazer um braço de ferro com um pedreiro que carrega mil tijolos para cima de um caminhão. O pedreiro, apesar de ser franzino, ganharia no braço de ferro. Isso mostra que a força muscular não está relacionada ao volume muscular, como muitas vezes vemos em algumas pessoas – isso não é força, tá? Força está no tipo de fibra que temos no músculo, que vem da repetição dos movimentos com cargas baixas. A famosa frase "*No Pain, No Gain*" está errada. Não é para sair completamente dolorido. A dor indica ruptura de fibras, e isso não é bom. Na verdade, o pedreiro não sente dor ao jogar os tijolos para cima do caminhão. Ele usa pesos de 2 a 3 kg no máximo, fazendo de 20 a 30 repetições para cada grupo muscular. Isso é o tipo de musculação que devemos focar. O fisiculturismo é outra história.

MC: Na academia hoje, o fisiculturismo também ganha destaque, doutor, especialmente com as discussões sobre seus impactos no corpo e na saúde, um tema que exploramos profundamente nesta entrevista.

Dr. Luciano Giacaglia: Ainda existe esse apelo estético, assim, acredito que, quando falamos sobre obesidade, há a questão da obesidade estética e da obesidade relacionada à saúde, certo? O papel do médico, principalmente o endocrinologista, é focar na obesidade ligada à saúde. No entanto, eu respeito muito a obesidade estética, pois acredito que isso faz parte da saúde como um todo do indivíduo. Então, é algo a ser considerado. Temos percebido um certo preconceito em relação ao controle do peso estético, assim como ocorre com a cirurgia plástica, que é algo muito pessoal. A questão é: o que a pessoa quer, se ela se sentirá bem, se está limitada nas suas atividades ou se a preocupação é puramente estética? Isso reflete diretamente na qualidade de vida. Então, o endocrinologista sempre estará atento à saúde, mas, ao mesmo tempo, não adianta cuidar da estética e prejudicar a saúde. Esse é o ponto.

MC: Exatamente! Só vou fazer uma pontuação porque trabalho muito na internet e tenho amigas que falam dessa liberdade corporal, principalmente da mulher, da liberdade do corpo da mulher e de todos os corpos. É porque essa mulher foi tão sucateada, apanhou tanto, foi tão julgada pelo corpo, por ser gorda. O que vejo hoje é uma questão psicológica, sabe? Quase moral de enfrentamento. Vai haver uma evolução natural para o que vocês, médicos, falam. Isso que você falou de ser sem-vergonha é pior na mulher. Um homem pode ser como ele for, ele é charmoso; a mulher não. Então, esse julgamento. Essa pontuação é porque, hoje, vejo muitas representantes aí, e isso realmente não é saudável, mas há mulheres que falam assim: "*Olha, tudo bem, tudo*". Por isso, o peso saudável é diferente do peso da balança, né?

Dr. Luciano Giacaglia: Eu acho que parte disso vem de quem atende, eu acho que essa é uma visão que a gente tem. Infelizmente, a gente... eu falo que é a única doença onde o paciente pede desculpas por ter, né? Então, assim, a pessoa já chega dando desculpas e dizendo: "*Ah, eu... eu... eu sou assim*", entendeu? E não faz exatamente por falta dessa informação. A gente cresceu vendendo uma coisa que é falsa. Então, quando a gente aprende sobre os hormônios, você começa a ver, principalmente em modelos animais. Eu mostrei uma vez.

MC: O ratinho, né?

Dr. Luciano Giacaglia: Dois ratinhos que eram gêmeos, um tinha falta de um hormônio e o outro não tinha. Esses ratinhos, mantidos no mesmo ambiente, um ganhava muito mais peso que o outro. Ah, e existe uma questão que a gente aborda, que é essa questão hormonal. E lembrar que os hormônios são determinados pela genética, sim, tá? Então, a genética responde por 70 a 80% do nosso peso. Tá, o que eu tenho de culpa? Por minha genética, essa questão. Então, o que eu tenho de culpa da calvície, por exemplo? Eu não tenho culpa nenhuma, entendeu? Eu não puxava os meus cabelos quando eu era criança, entendeu? Essa é a questão que as pessoas esquecem. Existe um trabalho muito interessante com gêmeos órfãos, é um estudo americano, da década de 1970, só para você ter uma ideia de quanto tempo faz. Pegaram gêmeos órfãos e foram adotados por famílias completamente diferentes nos Estados Unidos. Um foi morar na Califórnia e o outro foi para Nova York, e esses gêmeos nunca mais se viram. E o que eles fizeram? Eles foram resgatar esses gêmeos. E aí, quando viram 30 anos depois, com famílias adotivas completamente diferentes, ambientes diferentes, condições diferentes, os gêmeos tinham o mesmo peso, tá? Porque a genética é... os gêmeos univitelinos, isogênicos, e o peso deles tinha muito mais a ver entre eles do que com os pais adotivos. Então, aquela história de que é o ambiente que tem um papel, sim, porém não é o predominante. E como é que a genética se manifesta nos hormônios? A genética determina quanto de hormônio GLP-1 você vai produzir, quanto PYY você vai produzir, quanta leptina você vai produzir. Isso não está sob o seu controle. Eu brinco que, se tiver alguém que consegue controlar esses hormônios por conta própria, me procura porque eu estou interessadíssimo em estudá-lo.

MC: Talvez alguém do Vale do Silício já esteja pensando em chips etc...

Dr. Luciano Giacaglia: É preciso ficar clara a postura dos endocrinologistas e de outros médicos. Existe, inclusive, um preconceito dos próprios médicos com pacientes com obesidade. Existem estudos mostrando que o tempo de consulta com uma pessoa obesa é menor do que com outros especialistas, por exemplo, com ortopedista, com cardiologista. Exatamente porque partem do pressuposto de que aquela pessoa é desleixada. São as pessoas que mais demandam, que precisam mais porque têm um problema de saúde. Então, a questão é muito mais ampla do que a gente imagina, simplesmente a questão estética. Muito mais.

MC: Sim, é. A gente tem que amarrar tudo isso, doutor, porque realmente acho que hoje vem uma luz para as pessoas entenderem. Porque, assim, é o bê-á-bá que vocês falam: comer mais verdura, comer mais fibra, não comer açúcar, diminuir a bebida alcoólica... Eu queria que você explicasse sobre a gordura abdominal, principalmente a circunferência e a medida da mulher e o que isso tem a ver com a saúde. Porque essa gordura se concentra na região abdominal da mulher e também acho que nos braços.

Dr. Luciano Giacaglia: Há um acúmulo de gordura de forma geral, seja gordura boa ou ruim, Além disso, nos braços enfrentamos outro problema: a diminuição da massa muscular.

MC: Ai, meu Deus! Então, o músculo é o que dá sustentação...

Dr. Luciano Giacaglia: Então, esse é o grande problema. Bom, vamos trabalhar nisso. Também existe uma questão genética, relacionada ao depósito de gordura, principalmente na região dos culotes e braços. Isso tem um forte componente familiar, específico. Sabemos que, na idade reprodutiva, a mulher tende a ter a forma em violão, com quadris largos e cintura fina, o que é chamado de "pera". O que determina isso é o estrogênio, o hormônio feminino. Quando há uma queda de estrogênio, a mulher começa a acumular gordura de maneira semelhante ao padrão masculino, pois, sem estrogênio, a gordura se acumula mais na barriga, enquanto a cintura permanece estreita. Na menopausa, isso é interessante porque muitas mulheres relatam que a calça está entrando melhor, o que realmente acontece, mas a blusa não abotoa tão bem. Esse desequilíbrio pode ser um problema porque muitas mulheres evitam a reposição hormonal. Quando começam a fazer a reposição, ocorre uma inversão: a gordura volta a se acumular um pouco nos culotes e diminui na barriga, o que as preocupa. Negar esse tratamento é um erro.

MC: Você vê como isso é importante.

Dr. Luciano Giacaglia: Na verdade, a gordura presente no culote e na cintura é uma gordura do bem que protege a mulher, produzindo um hormônio chamado adiponectina, que protege contra infarto, AVC, câncer e diabetes. Ou seja, essa é uma gordura benéfica. Já a gordura abdominal é a que produz mais fatores inflamatórios, que mencionei anteriormente, atacando todos os nossos órgãos. Então, não é apenas a bactéria que está sendo atacada; ela começa a atacar o rim, o pâncreas, o fígado e o coração. Isso causa danos aos nossos órgãos devido a essa gordura.

Além disso, essa gordura passa a produzir outro hormônio chamado cortisol. O cortisol é conhecido como o hormônio do estresse e é produzido pela glândula suprarrenal, localizada acima do rim. Ele é liberado quando estamos estressados, aumentando a pressão arterial e o nível de açúcar no sangue para nos ajudar a enfrentar o estresse. No entanto, a gordura abdominal começa a produzir cortisol mesmo na ausência de estresse, criando um ciclo vicioso: a gordura abdominal produz cortisol, que por sua vez aumenta o depósito de gordura no abdômen.

Além disso, o cortisol inibe os hormônios do cérebro, como a dopamina e a serotonina, fazendo com que a mulher desenvolva mais compulsividade, aumento do apetite e ansiedade, o que dificulta a prática de atividades físicas. Essa confusão é agravada pelo fato de que a gordura abdominal também altera a flora do intestino. As bactérias intestinais podem atuar a favor ou contra a saúde: as boas bactérias produzem substâncias que entram na corrente sanguínea e mantêm o metabolismo adequado, enquanto as bactérias nocivas diminuem o metabolismo. Isso cria um círculo que se perpetua.

Por isso, quando a mulher começa a acumular gordura na barriga, é necessário prestar atenção e buscar tratamento. Como saber se isso está acontecendo? É importante considerar as diferenças raciais. Por exemplo, estudos mostram que na população europeia, a circunferência abdominal saudável para mulheres é de até 88 cm, medida na altura da cicatriz umbilical, fazendo um arco completo ao redor do abdômen. Já na população asiática, esse valor é de até 80 cm. Infelizmente, ainda faltam estudos específicos para a população negra, mas essas referências servem como um guia básico.

MC: Sobre os asiáticos, vemos mesmo a cintura mais estreita...

Dr. Luciano Giacaglia: Eles têm menos capacidade de depositar gordura em outros locais. Assim, qualquer pequeno acúmulo na barriga já é significativo. Eles não têm a proteção que outros têm, como eu mencionei. A gordura do culote e dos braços produz adiponectina, que é benéfica, enquanto a gordura abdominal é prejudicial. Quando a pessoa não tem a gordura do bem, mesmo um pequeno acúmulo da gordura do mal já é extremamente prejudicial. Observamos indivíduos, principalmente os japoneses que migraram para o Brasil em grande quantidade. Você verá que os familiares que ficaram no Japão não têm problemas. Chegando aqui, aumentam 5 kg no peso, desenvolvem diabetes, infarto, todas as complicações, porque não foram programados geneticamente para ter esse acúmulo.

Assim, eu diria que os orientais se comportam muito como a mulher na menopausa: com um pequeno acúmulo de gordura abdominal, já sofrem todos os danos. A mulher mantém-se bem em termos de riscos cardiovasculares até chegar à menopausa, e depois esse risco aumenta.

Usando uma fita métrica, temos um excelente indicador de risco à saúde, muito mais específico do que simplesmente subir na balança e ver o peso. Porque, quando você perde peso, lembre-se: o músculo é a coisa mais pesada que temos no corpo, tá? Então, se a mulher está perdendo músculo, não vou dar os parabéns porque ela perdeu 2 kg de músculo, embora na balança tenha perdido 2 kg. Sabemos que a mulher na menopausa perde massa óssea e têm maior risco de osteoporose. Não vou comemorar que ela está perdendo peso em osso. Por isso, nem sempre a balança vai me dizer exatamente o que está sendo perdido, enquanto na barriga, como não perdemos fígado, baço ou rim, a única coisa que pode ser perdida ou ganha é gordura. E aí eu tenho como mensurar especificamente a gordura.

MC: Então, vamos analisar. A gordura abdominal, principalmente em mulheres que já estão na menopausa ou que estão entrando na menopausa, deve ter uma circunferência da cintura de até 88 cm. Essa medida foi estabelecida para a população estudada, infelizmente, apenas para pessoas brancas. Logo, teremos mais estudos, obviamente, para incluir a diversidade existente. Precisamos, né? Conhecer todas as variações, não é verdade? Algo mais que faltou?

Dr. Luciano Giacaglia: Eu acho que vou te trazer uma novidade que talvez eu nunca tenha comentado, quando falamos de atividade física, outro fator impactante é o meio ambiente. Sim, a poluição contribui para o ganho de peso. A história é a seguinte: vários poluentes presentes no ar hoje interferem no nosso metabolismo. O que acontece é que esses poluentes aderem à gordura, às células de gordura. Quando a pessoa entra em contato com eles, isso contribui para o aumento de peso. Parte desses poluentes fica presa na gordura, e qual é o problema disso? O problema é que, quando a pessoa emagrece e diminui a gordura, essas células liberam os poluentes, fazendo com que ela engorde novamente.

Estamos observando que a poluição ambiental pode levar a esse quadro. Por isso, eu aviso a todas as mulheres: se tiverem a oportunidade de fazer atividade física em um ambiente menos poluído, por exemplo, andando em um parque afastado ou, se possível, indo para outra cidade, façam isso. Caminhar em lugares menos poluídos é muito mais saudável. Estudos estão mostrando que quanto mais poluído o ambiente, maior o risco de obesidade. Há um estudo muito interessante nos Estados Unidos em que eles analisaram uma indústria de solventes e avaliaram o peso das pessoas que moravam a 1 km, 3 km e 5 km de distância. As pessoas que residiam mais perto dessa fábrica pesavam mais do que aquelas que viviam em estações mais distantes.

MC: É sensacional no que diz respeito ao estudo, mas é péssimo no sentido de que a humanidade evoluiu para isso. Triste. Ainda não existe consciência dessa luta, doutor. Quero agradecer pela entrevista e por todas as informações sempre tão relevantes, que o senhor apresenta.

*** Doutor em Endocrinologia e Metabologia pela Faculdade de Medicina da USP; Coordenador Nacional do Departamento de Diabetes tipo 2 e Pré-Diabetes da Sociedade Brasileira de Diabetes; Fellow--Resident no National Institutes of Health (NIH-Besthesda, MD).**

CAPÍTULO 7: Cuidados com o cabelo e a pele na maturidade

Como o envelhecimento impacta a pele e o cabelo, além de cuidados e tratamentos possíveis

Cabelo. A saúde do corpo passa pelos nossos cabelos. Nessa altura do campeonato, não preciso nem falar que a queda do hormônio que a gente ama e odeia, o estrogênio, mais a progesterona, e o processo de envelhecimento são quase que totalmente responsáveis por deixar o nosso cabelo fino, fraco, seco, quebradiço nessa idade. Ah, e sem brilho. A gente sente isso quando faz um rabo de cavalo e aquele volume que tínhamos no passado, já não é mais o mesmo. O frizz aumenta e quando você tenta deixar comprido à la Gisele Bündchen, no meio do caminho tem que cortar, porque parece que não tem mais aquela força da juventude.

Se a mulher não cuidou do cabelo a vida toda, deixou exposto ao sol e à poluição sem proteção, não hidratou, não nutriu, usou muita química, alisamento, secador, chapinha, esse cabelo chega à menopausa pedindo socorro. Resultado de cabelos mal cuidados a vida toda. Sei que deveriam ter ensinado isso para você lá atrás. Juro que se soubesse, teria a alertado.

Claro que há exceções, mas cerca de 50% das mulheres que entram na menopausa sentem o cabelo bem diferente do que foi um dia. As que passaram por quimioterapia ou radioterapia, tomam medicações de uso contínuo, têm problemas na glândula tireoide, deficiência de vitaminas, devem ser avaliadas por um dermatologista especialista em queda de cabelos ou tricologista.

Fumantes, atenção! As toxinas do cigarro danificam os vasos sanguíneos, reduzindo a quantidade de sangue que chega ao couro cabeludo. Com menos oxigênio e nutrientes, os folículos capilares ficam mais frágeis, propensos à quebra e queda. O cigarro pode causar oxidação, deixando o cabelo opaco e amarelado. Estudos indicam também que o cigarro pode estar envolvido no processo de aparecimento de cabelos brancos mais cedo.

O excelente livro *Fio a Fio*, da dra. Leila Bloch, dermatologista formada pela USP, com doutorado, explica absolutamente tudo sobre queda e calvície para todos os gêneros, em todas as fases da vida. Indico a leitura. Colocarei aqui algumas partes em que ela explica sobre o processo de crescimento.

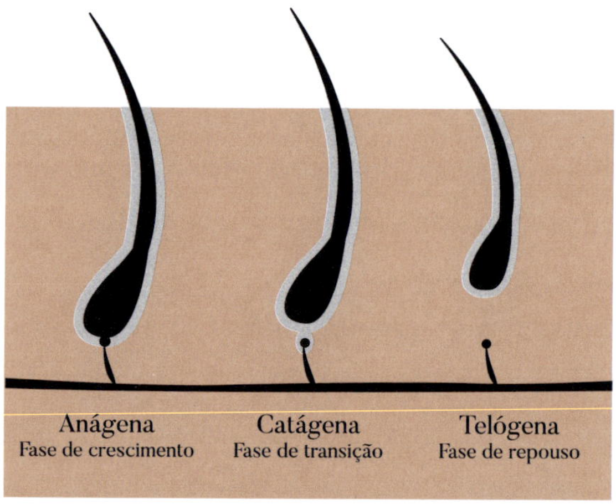

Disponível em: https://imcap.com.br/fases-do-crescimento-capilar/

"A maior parte dos nossos fios, cerca de 85%, está na fase anágena, ou de crescimento, que tem duração entre três e cinco anos, mas pode chegar até sete anos. Até 14% dos fios podem estar na fase de queda, chamada telógena, que dura, em média, três meses. Há ainda a fase catágena, em que apenas 1% dos fios se encontram, que é a fase de interrupção do crescimento."

Processos de estresse, trauma, pós-parto, pós-cirurgia, covid, dietas radicais, medicamentos, infecções, doenças graves, podem ser caracterizados como eflúvio telógeno, segundo a doutora: "Quando há mais do que 15% dos fios na fase telógena ou de queda. O paciente descreve que sempre teve cabelos cheios e volumosos e que subitamente começou a ter queda acentuada. Quando a queda é intensa, você passa a perceber na escova, pente, travesseiro, ralo do banheiro e chão da casa. Mais de 150 fios por dia podem ser eflúvio".

A diferença entre eflúvio telógeno e o cabelo na menopausa é que a queda no eflúvio é pontual, já nos 50+ os fios tendem a afinar progressivamente, como já dissemos, e diminui o número de folículos em crescimento.

Cabelos grisalhos. Nunca imaginei que estaria escrevendo sobre isso um dia. Pois é, eu, grisalha, cá estou! E venho aqui não para defender cabelos brancos ou pintados. Juro! Para mim interessa que cada uma se sinta na melhor versão que decidir. Contarei um pouco da minha motivação pelos brancos e da saúde capilar.

Bom, se leu até aqui percebeu que precisaríamos ter cuidado muito dos nossos cabelos a vida toda. As indígenas têm cabelos lindos porque nunca pintaram, não usam secador, xampu com química, passam aqueles extratos de plantas... E nós da cidade, no meio da poluição e da chapinha... Difícil. Quando passamos dos 40, 45, como disse anteriormente, acontece o processo natural de envelhecimento. E... o cabelo piora, em todos os sentidos. Branco fica mais rebelde.

Além do aspecto visual, os cabelos brancos apresentam características únicas que demandam cuidados específicos. Por não conterem melanina, os fios grisalhos tendem a ser mais finos, porosos e secos, sendo mais propensos à quebra. Isso exige uma rotina de hidratação intensa, nutrição adequada e proteção contra agentes externos, como raios solares e ferramentas de calor. A manutenção da saúde dos fios brancos é essencial para garantir brilho, maciez e um visual saudável.

A transição para o grisalho é um processo que vai muito além da mudança estética. Trata-se de uma jornada de autoconhecimento e aceitação. Essa decisão muitas vezes carrega um significado profundo, simbolizando a valorização da maturidade, a quebra de padrões tradicionais, porque a maior parte das pessoas critica, é um posicionamento contra a pressão social que perpetua a juventude como ideal de beleza.

Outras mulheres buscam a liberdade de não depender de processos químicos constantes, poupando tempo, dinheiro e a exposição a substâncias que podem fragilizar os fios. Muitas pessoas relatam que essa escolha as levou a adotar cortes modernos, acessórios diferenciados e até mesmo a repensar o guarda-roupa para harmonizar com a nova aparência.

Longe de ser um processo exclusivamente técnico, assumir os cabelos brancos é uma transformação emocional e simbólica, que celebra a singularidade e a beleza da maturidade. Mas, se você não gosta do tom, esqueça! Não tente, não imponha outro padrão a você.

Para lidar com essas transformações, é fundamental adotar cuidados específicos e manter uma rotina capilar estruturada. A nutrição capilar, por exemplo, foca na reposição de óleos e lipídios, essenciais para combater o ressecamento, especialmente em cabelos secos e grisalhos. A hidratação, por sua vez, é indicada para repor água e prevenir o ressecamento. Máscaras contendo ácido hialurônico, glicerina e algas marinhas ajudam a manter a umidade e combater o frizz. Já

A transição para o grisalho é um processo que vai muito além da mudança estética. Trata-se de uma jornada de autoconhecimento e aceitação.

a reconstrução, que trabalha a reposição de proteínas e aminoácidos, deve ser realizada com moderação, principalmente para cabelos que passaram por tratamentos químicos ou para fios grisalhos.

Apesar disso, bons hábitos e produtos adequados ajudam a manter um ambiente saudável para o crescimento dos fios. Produtos como shampoos devem ser diluídos em água para garantir uma aplicação mais uniforme e evitar resíduos no couro cabeludo. Máscaras e condicionadores devem ser aplicados apenas no comprimento e nas pontas, evitando a área próxima ao couro cabeludo para prevenir oleosidade excessiva.

Práticas como a esfoliação do couro cabeludo, com peelings específicos, são eficazes na remoção de células mortas e no controle de oleosidade, criando um ambiente ideal para o crescimento saudável dos fios. Além disso, é importante evitar dormir com os cabelos molhados, pois isso pode aumentar a proliferação de fungos e causar quebra dos fios.

A escolha de ferramentas também faz diferença: escovas específicas ajudam a desembaraçar e secar sem causar frizz ou tração excessiva. Secadores modernos, que utilizam ventilação moderada em vez de calor intenso, aliados ao uso de protetores térmicos, reduzem danos causados pela temperatura. Além disso, hábitos saudáveis como uma alimentação equilibrada e boa hidratação (água!) são cruciais para a saúde capilar, enquanto o excesso de álcool e tabaco deve ser evitado.

A pele também passa por mudanças significativas devido à redução dos níveis hormonais, especialmente (e novamente) do estrogênio. Esse hormônio é fundamental para manter a hidratação, a elasticidade e a firmeza da pele, atuando diretamente na produção de colágeno. A gente começa a perder colágeno a partir dos 25 anos, segundo as dermatologistas, mas nos 50, minhas amigas, a história é outra, porque a fabriqueta dos ovários decidiu parar de nos suprir com estrogênio, o maior fornecedor de colágeno, e ficamos na mão. Resultado: flacidez, linhas de expressão mais pronunciadas e rugas. Além disso, a pele se torna mais fina e frágil, perdendo sua capacidade de reter água, o que provoca ressecamento. Filtro solar, por favor!

A diminuição das ceramidas, lipídios que compõem a barreira protetora da pele, também contribui para a desidratação e aumenta a suscetibilidade a irritações e agressões externas, como poluição e raios UV. O ácido hialurônico, outro elemento essencial para a retenção de água e a aparência volumosa e saudável, também sofre redução, tornando a pele menos viçosa, sem brilho.

Para cuidar da pele durante essa fase, é essencial adotar estratégias que combatam essas alterações e reforcem a barreira cutânea. A reposição de hidratação é um dos pilares mais importantes. Produtos ricos em ácido hialurônico, ceramidas e óleos vegetais ajudam a restaurar a barreira de proteção e reter a umidade. Cremes à base de peptídeos e retinol podem estimular a renovação celular e a produção de colágeno, promovendo maior firmeza e suavizando rugas. O uso de hidratantes com ácido hialurônico, glicerina e manteigas vegetais (como manteiga de karité) é recomendado para repor a hidratação e melhorar a elasticidade da pele. Produtos que possuem óleos vegetais, como óleo de coco e óleo de abacate, também são indicados para nutrir profundamente a pele. Entre outros produtos. Fale sempre com sua médica. E tome pelo menos 2 litros de água por dia.

Antioxidantes como vitamina C e E também são essenciais, pois combatem os radicais livres e ajudam a uniformizar o tom da pele. A proteção solar deve ser uma prioridade diária, já que a pele na menopausa se torna mais vulnerável aos danos causados pelos raios UV.

Filtros solares de amplo espectro com FPS 30 ou superior, eu uso 50 na cidade, devem ser aplicados diariamente. Em relação a tratamentos, opções como lasers fracionados, microagulhamento e bioestimuladores de colágeno são eficazes para tratar a flacidez e melhorar a textura da pele. Minha opinião pessoal é: uma vez por ano.

Da mesma forma que ocorre com o couro cabeludo, realizar esfoliações regulares ajuda na renovação celular, removendo células mortas e promovendo uma pele mais suave. Produtos com micropartículas naturais ou químicos suaves, como ácido glicólico, podem ser usados uma ou duas vezes por semana.

Uma dieta rica em antioxidantes pode ajudar a saúde da pele de dentro para fora. Reduzir o consumo de álcool e evitar o tabagismo são hábitos fundamentais para preservar a saúde cutânea durante a menopausa. Esses cuidados integrados ajudam a minimizar os impactos das mudanças hormonais e trarão uma pele mais saudável.

CAPÍTULO 8: Ossos fortes para proteger a estrutura do corpo

A importância da saúde óssea, riscos de osteoporose e como prevenir a perda óssea com alimentação e exercício

A gente pensa que os ossos ficam lá parados, duros, imóveis e de lá não sairão nunca. Estamos erradas. Os ossos, embora pareçam estruturas rígidas e imutáveis, estão em constante renovação ao longo da vida por meio de dois processos complementares: a formação de novo tecido ósseo pelos osteoblastos e a reabsorção de tecido ósseo antigo pelos osteoclastos. Durante a fase reprodutiva da mulher, o estrogênio desempenha um papel fundamental nesse equilíbrio. Ele inibe a atividade excessiva dos osteoclastos, protegendo o esqueleto de uma degradação acelerada. Explico mais à frente. Vamos à osteoporose.

Uma em cada três mulheres com mais de 50 anos terá osteoporose. E, segundo o Ministério da Saúde, metade sofrerá uma fratura em razão da doença. Silenciosa, a osteoporose atinge três vezes mais mulheres do que homens, e essa incidência desigual tem muito a ver com os efeitos da menopausa, com a queda da produção do estrogênio.

Bem-vindas a mais um capítulo deste livro que está quase mudando o título para "Persistência tem Limite!". Amigas, não adianta. Nesse momento da vida ou a gente vai para cima com tudo ou desiste e se larga de uma vez. Eu optei por juntar todas as minhas forças e ir com tudo. Espero que você também faça isso. Talvez agora você entenda por que tenho tanta gana de passar informações corretas e seguras para a maioria das mulheres que querem me ouvir.

A osteoporose é uma condição metabólica que se caracteriza pela diminuição progressiva da densidade óssea e aumento do risco de fraturas. Acho que sua ginecologista tem pedido o exame de densidade óssea ultimamente, não? Algo que não pediam quando você tinha 30 ou 40 anos.

Para entender o que acontece, volto ao início do capítulo: os ossos são compostos de uma matriz na qual se depositam complexos minerais com cálcio. Outra característica importante é que eles estão em constante processo de renovação, como eu disse anteriormente, já que são formados por células chamadas osteoclastos, encarregados de reabsorver as áreas envelhecidas, e por outras, os osteoblastos, cuja função é produzir ossos novos. Esse processo permanente e constante possibilita a reconstituição do osso quando ocorrem fraturas e explica por que mais ou menos a cada dez anos o esqueleto humano se renova por inteiro.

Com o tempo, porém, a absorção das células velhas aumenta e a formação de novas células ósseas diminui. O resultado é que os ossos se tornam mais porosos, perdem resistência. Perdas mais leves de massa óssea caracterizam a osteopenia. Perdas maiores são próprias da osteoporose e podem ser responsáveis por fraturas espontâneas ou causadas por pequenos impactos, como um simples espirro ou uma crise de tosse, por exemplo.

Um estudo de referência publicado no *Journal of Bone and Mineral Research* mostrou que as mulheres podem perder até 20% da densidade óssea nos primeiros 5 a 7 anos após a menopausa, o que ressalta a necessidade de intervenções precoces. Além dos fatores hormonais, outros aspectos fisiológicos e comportamentais influenciam a saúde óssea. A deficiência de vitamina D é um problema comum entre mulheres nessa fase da vida, pois essa vitamina é essencial para a absorção de cálcio, o mineral central na formação e manutenção dos ossos. Sem níveis adequados de vitamina D, o cálcio ingerido na dieta não é aproveitado de forma eficaz, exacerbando a fragilidade óssea.

Da mesma forma, a perda de massa muscular, um fenômeno conhecido como sarcopenia, contribui indiretamente para o risco de fraturas. A palavra sarcopenia vem do grego, em que *sarx* significa "carne" e *penia* significa "falta" ou "perda". Isso reflete precisamente o fenômeno: a perda de tecido muscular. Embora seja uma parte natural do envelhecimento, a sarcopenia pode ser exacerbada por uma série de fatores, como a diminuição da atividade física, dieta inadequada, doenças crônicas, entre outros.

Os músculos atuam como um suporte para os ossos, absorvendo impactos e mantendo a estabilidade corporal. Com a menopausa, o metabolismo muscular também sofre alterações, agravando a vulnerabilidade esquelética.

O ponto crucial é que a osteoporose muitas vezes não apresenta sintomas até que uma fratura ocorra, tornando a prevenção e o diagnóstico precoce essenciais.

Mulheres na menopausa devem discutir com seus médicos a realização de exames como a densitometria óssea, que mede a densidade mineral óssea e identifica o risco de fraturas antes que elas aconteçam.

A osteopenia é uma condição caracterizada pela redução moderada da densidade mineral óssea, que antecede a osteoporose. Embora os ossos ainda não estejam tão fragilizados a ponto de um alto risco de fraturas, como ocorre na osteoporose, a osteopenia serve como um sinal de alerta. Identificá-la precocemente, geralmente por meio de exames, como a densitometria óssea, permite adotar estratégias preventivas antes que a condição progrida.

A perda rápida de densidade óssea aumenta significativamente o risco de fraturas, muitas vezes silenciosas, até que eventos graves, como fraturas de quadril ou compressões vertebrais, ocorram. Essas fraturas podem ser devastadoras, levando à perda de mobilidade, dor crônica e, em muitos casos, à redução da expectativa de vida.

Quando falamos em menopausa, é comum associarmos a fase aos sintomas clássicos como os temidos calorões e a insônia. No entanto, há um aspecto menos discutido, mas igualmente importante: **a perda óssea**, que pode impactar diretamente a saúde bucal, incluindo os dentes, os tecidos da boca, os ossos que sustentam os dentes, podendo levar à retração gengival e, em casos mais graves, à perda dental.

A perda óssea que afeta os ossos alveolares, responsáveis pela sustentação dos dentes, é frequentemente associada a condições como periodontite, alterações hormonais, doenças sistêmicas ou mesmo a falta de estímulo mecânico adequado, como ocorre em indivíduos sem os dentes.

O processo envolve uma redução gradual da densidade óssea, resultante de uma combinação de fatores como inflamação crônica, reabsorção osteoclástica desregulada e déficit na formação óssea mediada por osteoblastos. Esse desequilíbrio no metabolismo ósseo leva à diminuição do volume e da altura do osso alveolar.

Conforme o tecido ósseo regride, a gengiva, que depende diretamente da integridade óssea para sua fixação e estabilidade, também sofre retração.

Esse fenômeno não apenas expõe a raiz dentária, aumentando a sensibilidade e o risco de cáries na raiz, mas compromete a ancoragem dos dentes, podendo levar à sua mobilidade e eventual perda.

É um processo progressivo que, muitas vezes, é erroneamente atribuído exclusivamente à gengiva, quando essa é apenas o tecido de cobertura sobre um arcabouço ósseo que já está comprometido. Em estágios avançados, a reabilitação exige intervenções multidisciplinares, como enxertos ósseos, terapia periodontal avançada e, em casos mais complexos, implantes dentários para restaurar a função e a estética do paciente.

A perda óssea em mulheres na menopausa é um problema amplamente documentado e ocorre devido a uma diminuição significativa na produção de estrogênio, hormônio que conhecemos, crucial para a manutenção do equilíbrio entre a formação e a reabsorção óssea. A menopausa acentua a reabsorção óssea mediada por osteoclastos, enquanto a atividade dos osteoblastos não aumenta proporcionalmente, resultando em uma redução geral na densidade mineral óssea (DMO). Esse processo afeta não apenas os ossos longos e as vértebras, mas também os ossos alveolares, que sustentam os dentes, causando implicações importantes na saúde bucal.

Só no Brasil, 10 milhões de mulheres são afetadas, 33% delas com mais de 50 anos. Segundo o Manual Brasileiro de Osteoporose, que apresenta inúmeros dados e estudos sobre esse tema, a terapia de reposição hormonal (TRH) com estrogênio faz o ritmo de reabsorção óssea voltar ao normal e é um tratamento efetivo. Leia sobre o assunto, consulte seu médico e tire-se dessa lista.

A xerostomia, boca seca, é frequentemente observada em mulheres na perimenopausa e pós-menopausa. Esse sintoma pode parecer apenas um incômodo, mas tem implicações profundas para a saúde bucal e geral. A saliva desempenha um papel vital na proteção da cavidade oral, ajudando a evitar cáries, infecções e doenças periodontais. Quando a produção de saliva diminui, a boca torna-se mais suscetível à ação de bactérias, pois o ambiente seco dificulta a neutralização de ácidos e a eliminação de restos alimentares. Além disso, a xerostomia pode dificultar funções cotidianas como a mastigação, a deglutição e até mesmo a fala, comprometendo a qualidade de vida.

Os fatores que contribuem para esse problema vão além das mudanças hormonais. O uso de medicamentos frequentemente prescritos durante a menopausa, como antidepressivos, ansiolíticos ou medicamentos para controle da pressão arterial, pode agravar a condição, pois muitos deles têm a boca seca como efeito colateral. A xerostomia também está associada ao aumento do consumo de bebidas com cafeína ou álcool, que têm efeito desidratante, além de hábitos como fumar, que agravam a secura bucal.

Para aliviar os sintomas, algumas medidas podem ser eficazes. Beber água frequentemente ao longo do dia ajuda a manter a boca hidratada e auxilia no processo de limpeza natural. O uso de enxaguantes bucais sem álcool, específicos para xerostomia, que frequentemente contêm substâncias umectantes, pode proporcionar alívio adicional e melhorar a lubrificação oral. Evitar alimentos muito salgados, ácidos ou condimentados também é importante, pois esses podem causar irritação em uma mucosa bucal já sensível. Quando a xerostomia se torna severa, produtos substitutos da saliva, disponíveis em farmácias, podem ajudar a aliviar o desconforto.

É essencial não ignorar esse problema, pois a xerostomia crônica pode levar a complicações mais sérias, como infecções orais ou dificuldade nutricional devido à mastigação comprometida. Consultar um dentista ou médico é fundamental para identificar a causa e determinar o tratamento mais adequado, especialmente se a condição estiver impactando negativamente o bem-estar. Assim, a xerostomia, embora pareça um sintoma simples, exige atenção cuidadosa para prevenir seus efeitos a longo prazo.

A prevenção e o manejo da osteoporose na menopausa começam antes mesmo que os primeiros sinais de fragilidade óssea sejam evidentes. A alimentação desempenha um papel essencial: a ingestão de cálcio deve ser priorizada, com foco em alimentos como laticínios, vegetais de folhas verde-escuras, amêndoas e peixes. A vitamina D, igualmente crucial, é necessária para que o cálcio seja devidamente absorvido pelo organismo. No entanto, é importante lembrar que a obtenção de vitamina D exclusivamente pela exposição ao sol pode ser insuficiente, especialmente em climas com menos incidência solar ou em populações urbanas, onde o tempo ao ar livre é limitado. Nesses casos, a suplementação guiada por um médico pode ser indispensável.

Lembrando que é preciso tomar um pouco de sol todos os dias, expondo áreas como as pernas, costas e braços. Os horários mais eficazes são das 10h às 15h. A vitamina D é essencial para o organismo e para o funcionamento dos ossos.

Outro aspecto fundamental é o movimento.

A prática regular de exercícios físicos que promovem impacto leve a moderado, como caminhadas, dança e musculação, não apenas estimula o fortalecimento dos ossos, mas também melhora o equilíbrio e a força muscular, reduzindo o risco de quedas.

Como um cuidado para fecharmos esta parte: o abandono do tabagismo e a redução do consumo de álcool são medidas indispensáveis.

Entendo que, para muitas pessoas, o cigarro e o álcool podem ser companheiros de muito tempo, muitas vezes ligados a hábitos sociais ou até mesmo a formas de lidar com o estresse. No entanto, é essencial compreender que esses aliados de longa data podem ser silenciosos inimigos da saúde óssea, inclusive da sua coluna, já que até o disco intervertebral perde água por causa dessas substâncias.

Embora abandonar esses hábitos possa parecer desafiador, principalmente quando fazem parte de rotinas estabelecidas há anos, é possível encontrar estratégias eficazes com suporte adequado.

Tenho feito isso. Quanto ao fumo, graças ao bom Deus, nunca gostei.

CAPÍTULO 9: A sexualidade na menopausa e a redescoberta do prazer

Explorando a sexualidade e a libido durante essa fase. Como ela pode ser ainda mais intensa e satisfatória?

"Não estou a fim." Falei isso muitas vezes.

Essa frase, universal em diferentes línguas e culturas, tornou-se quase sinônimo de alguém cansada, recusando sexo. E, na maioria das vezes, esse "alguém" é uma mulher.

Falar sobre sexualidade é um desafio em muitos contextos, especialmente porque toca em aspectos profundamente pessoais e íntimos. Muitas vezes, o tema é cercado por silêncios desconfortáveis, gerados por tabus culturais, falta de informação ou receios em abordar questões que mexem com emoções e identidades. E na maturidade parece que os tabus aumentam para umas e acabam para outras.

Na menopausa, essa dificuldade pode ser ampliada por mudanças físicas, emocionais e hormonais que afetam a vivência da sexualidade, frequentemente somadas a preconceitos sociais que veem a mulher nessa fase como menos desejável ou distante da sexualidade plena, que para a maioria é quando estamos na juventude.

É fundamental desconstruir essas ideias, promovendo diálogos abertos, informados e acolhedores, para podermos discutir, inclusive, sobre posições que são melhores quando já não temos o alongamento e vigor para ficar virando para todos os lados.

Neste capítulo, exploraremos temas fundamentais relacionados à sexualidade e ao bem-estar sexual feminino, saúde mesmo, abordando tópicos como autoaceitação, libido, erotismo, masturbação, orgasmo, intimidade e, claro, estratégias para lidar com sintomas do climatério que podem interferir na vida sexual. Também discutiremos como manter uma vida sexual ativa, prazerosa e saudável.

Para começar: sexo e sexualidade são a mesma coisa?

Uma confusão comum é acreditar que sexo e sexualidade são conceitos equivalentes. Não são! O sexo é apenas um aspecto da sexualidade, que é muito mais ampla e complexa. De acordo com a Organização Mundial da Saúde (OMS), que introduziu o termo em 1975, **sexualidade** é uma condição humana construída ao longo de toda a vida, iniciando na infância e sendo influenciada por uma diversidade de fatores: biológicos, psicológicos, sociais, políticos, culturais, históricos, econômicos e religiosos.

Por exemplo, fatores biológicos incluem as respostas físicas ao desejo, como a pele arrepiada, ereções, lubrificação vaginal, aceleração do coração e suor de excitação. Esses processos fisiológicos, que englobam desde a primeira menstruação até a menopausa, são parte da sexualidade. Eles nos lembram que somos seres sexuados e reprodutivos, com um ciclo biológico intrínseco ao nosso corpo. Já os fatores psicológicos são nossa imaginação: fantasias sexuais, sentimentos de paixão e amor, e a maneira como interpretamos e lidamos com nossos pensamentos e impulsos sexuais são componentes essenciais da sexualidade.

A forma como homens e mulheres são educados em relação à sexualidade revela o peso de uma cultura machista que molda o comportamento desde cedo. Enquanto meninas costumam crescer ouvindo frases como "*cruze as pernas*", "*não fale alto*", "*seja comportada*" ou "*não seja fácil*", os meninos são frequentemente encorajados a "*pegar todas*" ou "*passar o rodo*", legitimando uma postura permissiva para eles e repressiva para elas. Essa dualidade cria um abismo na forma como lidamos com nossos corpos e desejos. Se bem que isso está mudando...

Agora, imagine como seria se todos tivessem acesso à mesma liberdade para explorar sua sexualidade, sem distinção de gênero. E se fôssemos incentivadas, desde crianças, a entender e respeitar nossos corpos, com diálogo aberto em casa e na escola? Se a orientação sexual fosse uma parte natural da educação, sem medo, vergonha ou tabus?

A questão da virgindade, por exemplo, exemplifica o impacto dessa repressão. Por gerações, foi tratada como um símbolo de honra feminina, carregando um peso que sufocava a expressão dos desejos das mulheres. Mesmo hoje, muitas de nós carregamos resquícios desse controle, influenciando como vivemos a sexualidade.

A lembrança de uma famosa fotografia da fotógrafa Nair Benedicto, que capturou mulheres olhando suas vaginas pela primeira vez em um espelho, é emblemática. A curiosidade e surpresa em seus rostos revelam o quanto fomos afastadas do conhecimento sobre nossos próprios corpos. Mas será que isso mudou tanto assim? Já parou para observar a sua própria vulva? Pegou um espelho para olhar? Não há nada de vergonhoso nisso. Pelo contrário, é um gesto de autoconhecimento e empoderamento. Essa parte do corpo, muitas vezes vista como tabu, é fonte de prazer e de vida.

Bem, vamos começar com alguns conceitos importantes. Afinal, a discriminação relacionada à **orientação sexual** ainda é uma barreira significativa, até mesmo nos serviços de saúde. Para superá-la, aliás, é fundamental que as políticas públicas incluam as necessidades específicas das mulheres lésbicas, oferecendo um atendimento ginecológico que respeite e considere sua realidade. Essa abordagem deve garantir que os profissionais de saúde reconheçam a **orientação sexual** como um **direito de cidadania**, entendendo que sua clientela pode ser composta por pessoas não heterossexuais.

Para garantir um entendimento verdadeiramente inclusivo, é importante compreender os diferentes contextos de identidade de gênero:

- **Mulher Cis:** É aquela que se identifica com o gênero atribuído a ela no nascimento. Por exemplo, uma pessoa designada como "feminino" ao nascer que se identifica como mulher ao longo da vida é considerada uma mulher cisgênero (ou cis).
- **Mulher Trans:** É aquela que foi designada como pertencente a outro gênero no nascimento, mas que se identifica como mulher. Uma mulher trans é, portanto, uma pessoa que afirma sua identidade de gênero como feminina, independentemente de questões como cirurgia ou tratamentos hormonais.

O conceito de identidade transgênero nem sempre é amplamente compreendido, sendo frequentemente confundido com a homossexualidade. Para esclarecer, é útil diferenciar dois aspectos importantes: sexualidade e identidade de gênero. A sexualidade refere-se à orientação sexual, ou seja, às pessoas por quem alguém sente atração. Já a identidade de gênero diz respeito à forma como a pessoa se percebe e se identifica em relação ao gênero, independentemente de sua orientação sexual. Assim, a identidade de gênero de uma pessoa não está necessariamente vinculada à sua preferência sexual.

Desconstruir crenças limitantes como "não pode isso" ou "não deve aquilo" é um processo. Recuperar nossa liberdade sexual, especialmente as mulheres, é um caminho de autocuidado que deve andar lado a lado com a atenção ao corpo, à alimentação e à saúde. Sexo é saudável, prazeroso e vital.

Eu sei muito bem que, na menopausa, para a maioria das mulheres, a libido vai no pé, mas de alguma forma, você já sabendo disso, é importante tentar se estimular através da masturbação ou com a sua parceria. Essa é a hora que você precisa trabalhar mesmo na parceria. Senão, o perigo é desmoronar de vez.

Segundo Sigmund Freud, o pai da psicanálise, a libido é a energia que move nossos instintos e desejos. Seu desenvolvimento ocorre em etapas – oral, anal, fálica, latente e genital – que se estendem da infância à vida adulta, influenciando nossa forma de agir e sentir.

Na maturidade, no entanto, a libido pode ser impactada tanto pelo declínio hormonal quanto pelas experiências acumuladas ao longo da vida. Quando a libido está em baixa, falta energia para namorar, socializar ou até mesmo sair do sofá. Freud introduziu o conceito do Princípio do Prazer, que sugere que os seres humanos são motivados a buscar prazer e evitar a dor. No contexto da sexualidade, ele enfatizou a importância das pulsões sexuais — libidos — como forças motivadoras essenciais para o comportamento humano.

Embora suas teorias sejam mais focadas no desenvolvimento psicológico, elas estabelecem uma base para entender a busca pelo prazer como uma necessidade fundamental. E no nosso caso, mulheres maduras, se a gente não buscar, existe uma tendência gigante em nos tornarmos, já aos 50+, mulheres com libido de 70+ que vão se contentando em envelhecer sem sexo. Falo da maioria. Óbvio que existem velhinhas porretas! Quero me tornar uma delas!

A resposta sexual humana é um processo caracterizado por uma sequência de eventos fisiológicos e emocionais, comuns tanto para

Desconstruir crenças limitantes como "não pode isso" ou "não deve aquilo" é um processo. Recuperar nossa liberdade sexual, especialmente as mulheres, é um caminho de autocuidado que deve andar lado a lado com a atenção ao corpo, à alimentação e à saúde. Sexo é saudável, prazeroso e vital.

homens quanto para mulheres, que se desdobram em quatro estágios principais: excitação, platô, orgasmo e resolução. Esses estágios refletem interações complexas entre estímulos físicos e psicológicos, mediadas por mecanismos do sistema nervoso autônomo. Ou seja, traduzindo, tudo está na cabeça.

Na fase de excitação, estímulos sensoriais e psicológicos ativam o sistema nervoso parassimpático, promovendo a vasocongestão dos tecidos genitais pela dilatação dos vasos sanguíneos e relaxamento da musculatura lisa vascular. Esse processo é acompanhado pela liberação de fluidos lubrificantes nas genitálias, facilitando a interação sexual.

Durante essa fase, as mudanças corporais iniciadas podem variar em intensidade e se prolongar ao longo do platô, um estágio de alta intensidade fisiológica que pode durar de segundos a vários minutos, dependendo da experiência individual.

O orgasmo, frequentemente o estágio mais curto, é marcado por um pico de atividade simpática no sistema nervoso. Esse aumento provoca contrações rítmicas da musculatura lisa dos órgãos genitais e dos músculos esqueléticos do períneo, gerando sensações intensas de prazer.

Ambos os sexos vivenciam uma descarga emocional e física de grande intensidade no orgasmo. E depois, o corpo entra na fase de resolução, caracterizada pelo retorno das funções fisiológicas ao estado de repouso. Essa etapa é acompanhada por uma sensação de relaxamento profundo e satisfação. Vale ressaltar que essas fases não são rigidamente separadas, podendo variar em definição e duração entre indivíduos e até para a mesma pessoa em diferentes ocasiões. Essa plasticidade reflete a singularidade da resposta sexual humana e sua dependência de fatores contextuais e subjetivos.

Para aprender mais, busque os conteúdos da sexóloga Luciane Ângelo, jornalista há mais de 20 anos, que se aprofundou no universo da sexualidade, da energia e da prosperidade. A Lu Ângelo, nos meus canais e nos dela, explica que existem formas não óbvias de sentir prazer e chegar ao orgasmo.

As zonas erógenas são regiões do corpo particularmente sensíveis a estímulos, capazes de gerar excitação e prazer. Embora algumas áreas, como lábios, língua, pescoço, mamilos e órgãos genitais, sejam amplamente reconhecidas por sua sensibilidade, existem muitas outras partes do corpo que podem ser exploradas para enriquecer a experiência sensorial e emocional durante uma relação sexual.

A pele, nosso maior órgão, é um vasto território sensorial. Quando explorada com atenção e criatividade, pode transformar a experiência sexual em um evento profundamente prazeroso e único. A seguir, destacam-se algumas dessas zonas menos convencionais e suas características, com sugestões para exploração:

O couro cabeludo é repleto de terminações nervosas, tornando-o extremamente receptivo a toques delicados. Experimente realizar uma massagem suave, escovar levemente os cabelos ou até mesmo utilizar as unhas para arranhar levemente a região.

Para quem gosta de estímulos mais intensos, pequenos puxões de cabelo podem criar sensações que reverberam pelo pescoço e ombros, despertando o corpo para novas formas de prazer.

Os lóbulos das orelhas são uma área sensível frequentemente ignorada. Pressionar, mordiscar ou acariciar suavemente os lóbulos pode desencadear uma resposta de relaxamento profundo ou até mesmo de excitação. O sussurro de palavras ao pé do ouvido pode intensificar ainda mais as sensações, ao combinar estímulos físicos e auditivos.

Embora frequentemente associadas a cócegas, as axilas e a parte interna dos braços podem ser exploradas como zonas erógenas. Com movimentos sutis, como coçar levemente, passar a ponta dos dedos ou usar objetos macios como penas, é possível criar sensações de prazer que desafiam as expectativas. Essa região, por sua sensibilidade, pode gerar arrepios ou até excitação, dependendo do toque e do contexto.

A base das costas, localizada próxima à região pélvica, é especialmente receptiva a toques, beijos e carícias. Essa área pode ser explorada para criar uma conexão direta com os órgãos genitais, intensificando a excitação. Já as costas como um todo, muitas vezes negligenciadas, podem ser palco de massagens, lambidas ou mordidas suaves, transformando uma simples carícia em um ato de prazer prolongado.

A parte interna das coxas é uma área vascularizada e altamente sensível ao toque. Movimentos ascendentes nessa região, realizados com as mãos ou outros estímulos, podem criar uma sensação de antecipação e aumentar a excitação. Esse tipo de estímulo melhora a circulação sanguínea para os órgãos genitais, favorecendo a lubrificação e intensificando a resposta sexual.

As mãos e os pulsos, segundo a Lu Ângelo, possuem uma sensibilidade sutil que pode ser explorada para criar momentos de conexão profunda. Tocar levemente a palma da mão, entrelaçar os dedos ou massagear com um pouco mais de pressão são formas simples, mas poderosas de estimular essa região. Segurar os pulsos com firmeza pode adicionar um elemento de intensidade emocional ao toque.

O mais importante ao explorar zonas erógenas é reconhecer que cada pessoa possui sensibilidades e preferências únicas. O que é prazeroso para um, pode não ser para outro. Portanto, o ideal é transformar essa descoberta em um processo de diálogo e experimentação, permitindo que cada um expresse suas reações e desejos. Essa exploração consciente e respeitosa amplia o prazer e fortalece a cumplicidade, tornando cada encontro uma oportunidade de descoberta e conexão profunda.

Para uma experiência mais gostosa, é preciso conhecer o seu corpo.

O ponto G, ou ponto de Gräfenberg, é uma área da anatomia feminina que ganhou atenção por estar associada a sensações intensas de prazer sexual. Ele foi descrito pela primeira vez em 1950 pelo ginecologista alemão Ernst Gräfenberg e, desde então, tem sido objeto de estudos e debates. Localizado na parede anterior da vagina, a cerca de 2 a 5 centímetros da entrada, o ponto G não é uma estrutura isolada, mas uma região que envolve uma combinação de tecidos, nervos e glândulas, com destaque para a esponja uretral, um tecido esponjoso ao redor da uretra, altamente vascularizado e rico em terminações nervosas.

Termos como vagina, pênis ou clitóris ainda provocam desconforto em muitas pessoas, especialmente nas mulheres de gerações anteriores, para quem essas palavras quase se tornaram proibidas. Falar abertamente sobre prazer, desejo e sexualidade feminina é um exercício que ainda causa rubor, mas que precisa ser normalizado para que possamos, finalmente, usufruir de nossas vidas plenamente.

> Corpo, mente, espírito e libido: tudo está interconectado. E sim, mulheres, somos incrivelmente complexas! Nosso desejo não é acionado de forma imediata, como costuma ser para os homens.

Ele é construído gradualmente, ao longo do dia, da semana, e se manifesta por meio de gestos, palavras, elogios, conexões e até pelo apoio mútuo nas atividades cotidianas.

Práticas como o Tantra ajudam a ampliar o autoconhecimento e compreender essa complexidade. O Tantra é uma filosofia ancestral que se originou na Índia há mais de dois mil anos, profundamente enraizada no hinduísmo e no budismo tântrico, embora transcenda esses sistemas religiosos.

O termo "Tantra", a jornalista e sexóloga Lu Ângelo explica, deriva do sânscrito e pode ser traduzido como "tecido", "trama" ou "expansão", refletindo a ideia de que ele integra e expande a consciência por meio de práticas que conectam corpo, mente e espírito. Muito além do que uma simples abordagem de sexualidade, como frequentemente é interpretado no Ocidente, o Tantra é um sistema holístico de autoconhecimento e transformação espiritual.

O Tantra propõe que a energia vital — muitas vezes chamada de energia sexual — é uma das forças mais poderosas do universo, responsável pela criação e sustentação da vida. Em vez de reprimir ou negar essa energia, como ocorre em algumas tradições ascéticas, o Tantra a valoriza e ensina como canalizá-la para a expansão da consciência e a transcendência espiritual. Isso inclui, mas não se limita, à dimensão sexual, abrangendo práticas de meditação, respiração, mantras, visualizações e rituais que ajudam o praticante a cultivar a presença plena.

O Tantra abrange uma ampla gama de práticas, muitas das quais são profundamente meditativas e espirituais. Algumas dessas práticas incluem:

- **Meditação e respiração:** Técnicas de respiração consciente (pranayama) são utilizadas para cultivar a presença e alinhar as energias sutis no corpo.

- **Mantras e yantras:** Sons sagrados (mantras) e representações gráficas geométricas (yantras) são usados como ferramentas de concentração e canalização de energia.
- **Rituais e pujas:** Cerimônias que celebram a conexão entre o divino e o humano, muitas vezes envolvendo oferendas, cânticos e gestos simbólicos (mudras).
- **Massagem tântrica:** Uma prática ocidental inspirada pelo Tantra, que utiliza toques conscientes e focados para desbloquear tensões e estimular o fluxo energético no corpo.
- **Exploração da sexualidade:** No Tantra, a sexualidade é abordada como uma forma sagrada de conexão, em que a troca de energia entre os parceiros pode levar a estados profundos de êxtase e união espiritual.

O desejo feminino é alimentado não apenas por estímulos externos, mas também pelo que nos move internamente: nossos propósitos, conquistas, momentos de prazer no trabalho ou em atividades significativas. Sentir orgulho de quem somos e de nossas realizações nos energiza e ativa aquela sensação maravilhosa de realização pessoal, que transborda para a nossa sexualidade.

Nossa felicidade muitas vezes está ligada ao bem-estar daqueles que amamos: familiares, amigos e colegas. Ver quem está à nossa volta feliz traz uma paz interior que impacta diretamente na forma como relaxamos e nos entregamos, inclusive no campo sexual. Por outro lado, quando estamos preocupadas, nossas "antenas parabólicas" de cuidar, suprir e acolher não se desligam. E aí, quem consegue focar em si mesma nessas condições? Não é verdade?

O desejo feminino é alimentado não apenas por estímulos externos, mas também pelo que nos move internamente: nossos propósitos, conquistas, momentos de prazer no trabalho ou em atividades significativas.

Se você tem percebido uma baixa na libido, vale refletir sobre mais do que os hormônios. Como está o seu momento de vida? Você tem conseguido respirar? Tirar um tempo para cuidar de si? Provavelmente, não.

> A verdade é que o autocuidado não é luxo, é necessidade. Ele deveria estar na base da nossa rotina, tanto quanto outras obrigações. Mas, sejamos sinceras, quantas vezes deixamos nossas necessidades para depois?

Alimentar a alma e o espírito não é opcional; é essencial. Encontre algo que lhe dê prazer – um hobby, um bom livro, uma caminhada ao ar livre ou um momento de paz consigo mesma. Cuidar dos outros é importante, mas cuidar de si mesma é revolucionário.

Quando foi a última vez que você se permitiu um dia de folga dos afazeres domésticos e familiares? Um dia só para você? Se a resposta foi "não lembro", está na hora de mudar isso. Estipule pelo menos um momento semanal só seu. Idealmente, um tempo diário, mas comece pequeno. Pode parecer incrível que precisamos reivindicar nossa própria existência, mas o impacto é poderoso. Cuidar de si é a base para cuidar do mundo.

CAPÍTULO 10: Saúde íntima para cuidar do corpo de dentro para fora

Discussão sobre secura vaginal, infecções e cuidados para a saúde íntima e qualidade de vida

Uma das melhores formas de cuidar da libido é, sem dúvida, por meio do exercício físico. Se você chegou até aqui, já sabe: a prática regular de atividades físicas não é uma escolha opcional – é essencial! A menos que haja contraindicação médica, é hora de encontrar uma modalidade que você goste e começar.

Estudos mostram que mulheres que praticam até seis horas de atividade física por semana apresentam níveis mais elevados de desejo, excitação e lubrificação, quando comparadas às sedentárias. Além disso, sofrem menos com dificuldades sexuais, pois o aumento do fluxo sanguíneo na região do clitóris contribui para maior prazer.

Outra pesquisa, focada em mulheres que praticaram yoga durante 12 semanas, revelou melhorias significativas nas funções sexuais como desejo, excitação, lubrificação, orgasmo, satisfação e redução de dores. Curiosamente, o impacto foi ainda maior em mulheres acima de 45 anos.

Exercícios regulares não apenas fortalecem o condicionamento físico, mas também elevam a autoestima e aliviam dores crônicas. E aqui está o ponto crucial: quem consegue sentir desejo ou disposição quando está lidando com dores constantes, seja nas costas, nas articulações ou na pelve? O movimento ativa sua energia vital, alivia desconfortos e traz de volta a vontade de viver — e de se conectar.

> Muitas pessoas vão prometer alguma pílula mágica para aumentar a libido e diminuir o ressecamento vaginal, mas isso não existe. Pílula mágica? Não! Autocuidado, sim!

O ressecamento vaginal, comum na menopausa, está intimamente ligado à queda dos níveis de estrogênio. Durante a perimenopausa e menopausa, a redução gradual ou abrupta dos níveis de estrogênio provoca uma série de mudanças no tecido vaginal. A mucosa vaginal se torna mais fina, menos elástica e menos lubrificada, resultando em sintomas como coceira, irritação e dor durante as relações sexuais, o que não é normal.

O estrogênio tem papel fundamental em manter a hidratação e a produção de glicogênio, que sustenta a flora bacteriana saudável, especialmente os lactobacilos. Com sua diminuição, o pH vaginal se eleva, facilitando infecções e inflamações.

Precisamos de cuidados para diminuir o ressecamento vaginal e manter a saúde sexual. Procure sua ginecologista, que vai indicar o produto certo para você. Durante a relação sexual, lubrificantes à base de água são úteis. Os à base de silicone não são indicados. A reposição hormonal ajuda muito. Existem hoje lasers para estimular a regeneração do colágeno, mas tudo isso precisa de supervisão médica. Cuidado com essas novidades apresentadas em redes sociais sem segurança.

Outro ponto de atenção é a incontinência urinária, os famosos escapes de urina que devem acontecer nessa fase da menopausa. E por quê? Assoalho pélvico flácido porque nunca fez exercícios, geralmente as mulheres estão acima do peso nessa fase da vida, passaram por gestações de partos normais, falta de colágeno, quedas hormonais, resultado: escapes, que já é incontinência de esforço. Acontece quando espirramos, levantamos peso na academia, quando pulamos, fazemos movimentos bruscos, rimos, gargalhamos... Precisamos procurar uma fisioterapeuta pélvica para avaliação.

Os exercícios de Kegel são excelentes. Práticas destinadas a fortalecer os músculos do assoalho pélvico, que sustentam a bexiga, o útero e o reto. Eles foram desenvolvidos pelo ginecologista Arnold Kegel na década de 1940, como uma forma de tratar a incontinência urinária sem necessidade de cirurgia. Esses exercícios são eficazes tanto para mulheres quanto para homens e são especialmente úteis em fases como a menopausa, quando a musculatura pélvica pode enfraquecer devido à redução dos níveis de estrogênio, como disse.

Esses músculos ajudam a controlar a urina, melhorar a função sexual e até contribuir para a recuperação pós-parto. Contraia os músculos do assoalho pélvico, como se estivesse tentando segurar a urina ou evitar evacuar. Mantenha a contração por 3 a 5 segundos e, em seguida, relaxe por um tempo equivalente ou maior (5 a 10 segundos). Evite contrair os músculos do abdômen, glúteos ou coxas durante o exercício. Realize 10 a 15 repetições por série, três vezes ao dia. Com o tempo, tente manter a contração por até 10 segundos. Procure uma fisio, por favor! A prática diária é essencial para obter benefícios. E lembre-se: respire normalmente durante os exercícios para evitar tensão desnecessária.

PARTE 3

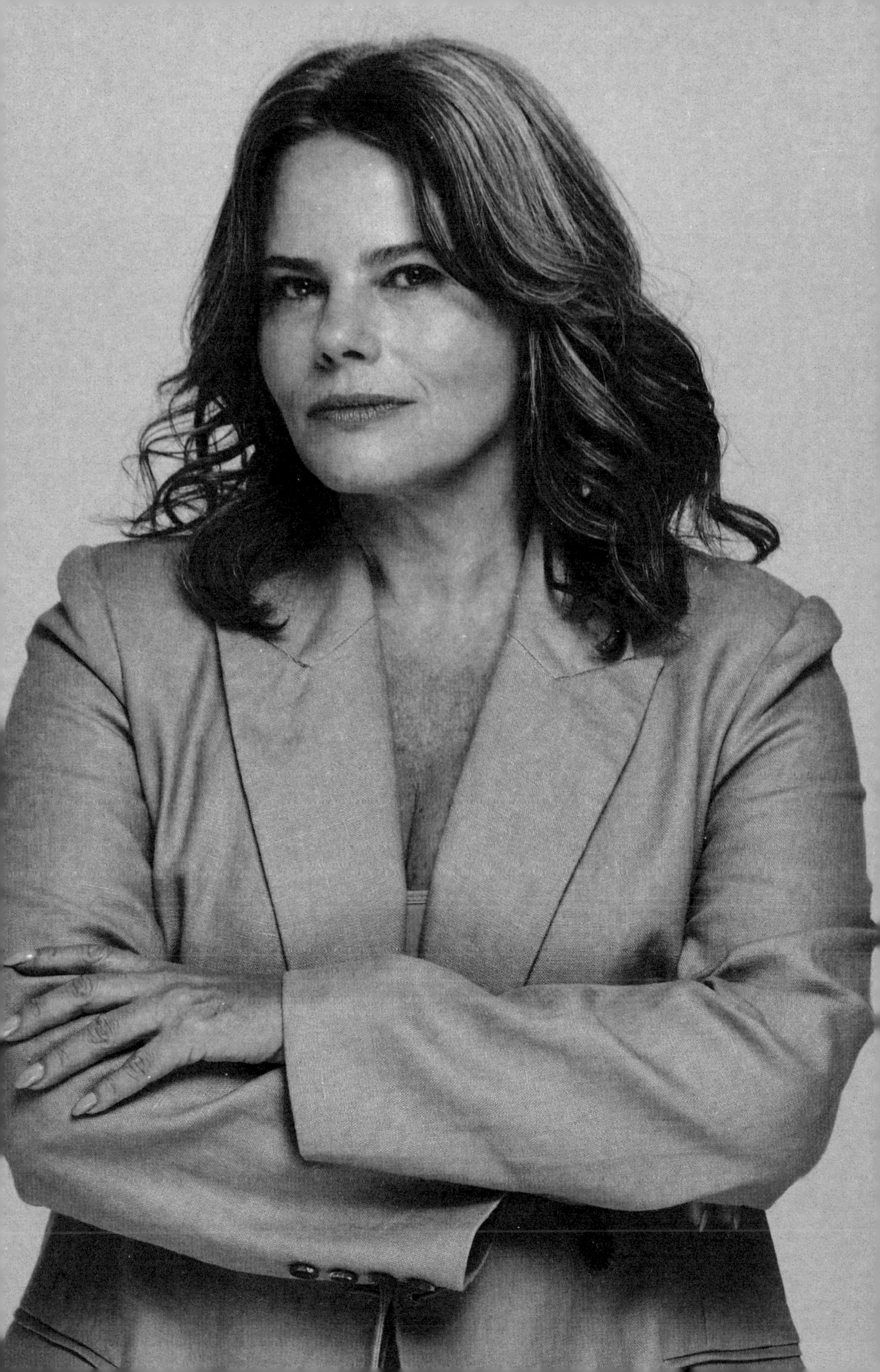

PARTE 3: SAÚDE MENTAL E EMOCIONAL

Aquela sensação de esquecimento frequente e a irritante dificuldade de lembrar onde deixou as chaves, os óculos ou até a lista de compras pode surgir a partir da perimenopausa. Outro dia esqueci a placa e a cor do meu carro. O moço do estacionamento me perguntou e eu não lembrava. Imagina o desespero! A cor, gente!!!

Esses lapsos de memória, junto à dificuldade de concentração no trabalho ou na vida, são mais comuns do que se imagina e frequentemente alarmam as mulheres. Para algumas, esses sintomas podem parecer um prenúncio de problemas mais graves, como a demência. No entanto, é importante saber que essas mudanças estão intimamente ligadas ao declínio na produção de estrogênio.

O estrogênio desempenha um papel fundamental no funcionamento do cérebro. Ele não apenas estimula a atividade cerebral, mas também protege os neurônios, auxiliando no crescimento de novas células e fortalecendo as conexões entre elas. Com a redução dos níveis desse hormônio, o cérebro entra em um estado de "privação hormonal", o que pode gerar uma cascata de sintomas. Além dos conhecidos fogachos e suores noturnos, surgem ansiedade, depressão e uma sensação constante de exaustão mental. Esse estado pode impactar profundamente a capacidade de aprender, memorizar e até lidar com emoções.

CAPÍTULO 11: Ansiedade e depressão na menopausa - uma nova perspectiva

Como reconhecer e lidar com a ansiedade e a depressão que podem surgir nesse período?

Cada mulher é um universo único de vivências, dores e resiliência.

Ainda assim, a menopausa pode ser um momento de transformação e reconexão, mesmo nas circunstâncias mais difíceis. É um convite para refletir, priorizar a saúde mental e emocional e encontrar formas de acolher a própria história com compaixão. No entanto, a jornada para essa reconexão nem sempre é simples. E... se você já teve depressão, depressão pós-parto, ou tem/teve na família, você é uma candidata a ter depressão na menopausa, se não ficar muito atenta. A queda hormonal é cruel e todos os sinais vermelhos têm que acender. Mas antes, vamos falar de conceitos.

Ansiedade e depressão não são meros efeitos colaterais, são condições reais que precisam de atenção, cuidado e suporte. Esses estados podem se manifestar em insônia, irritabilidade, choro fácil, sensação de inadequação e até em pensamentos mais sombrios, dificultando a capacidade de encontrar alegria em pequenas coisas ou de manter conexões significativas. São transtornos mentais prevalentes que afetam milhões de pessoas globalmente, influenciando a qualidade de vida e o funcionamento diário dos indivíduos.

A depressão, ou transtorno depressivo maior, caracteriza-se por uma tristeza persistente, perda de interesse ou prazer em atividades anteriormente apreciadas, sentimento de culpa ou baixa autoestima, distúrbios do sono ou apetite, fadiga e falta de concentração. E compromete o dia a dia da pessoa. Esses sintomas podem ser contínuos ou recorrentes, causando considerável sofrimento e comprometimento no funcionamento social, ocupacional e outras áreas importantes da vida.

Eu tenho depressão, minha avó materna tinha e o pai dela teve. Controlo com medicação, mas estou atenta aos sintomas e gatilhos, porque pode voltar a qualquer momento. É muito importante que a pessoa diagnosticada entenda a doença e não jogue fora os remédios e nem pare a medicação por conta própria. Fiz isso e o efeito rebote é pior. A depressão que vem na sequência é pior que a anterior. Sempre consulte o médico.

De acordo com a OMS, a depressão afeta mais de 300 milhões de pessoas globalmente, sendo a principal causa de incapacidade em todo o mundo.

No Brasil, estima-se que 11,5 milhões de pessoas (5,8% da população) sofram de depressão. Em relação aos transtornos de ansiedade, mais de 18,6 milhões de brasileiros (9,3% da população) são afetados, posicionando o país entre aqueles com as maiores taxas de ansiedade no mundo.

Voltando à menopausa. O estrogênio é um hormônio essencial para o funcionamento cerebral que influencia diretamente o humor e a estabilidade emocional. Além disso, a menopausa é descrita como uma verdadeira "montanha-russa emocional", em que sentimentos de tristeza profunda podem rapidamente ser substituídos por irritabilidade ou acessos de raiva. Essas alterações emocionais estão ligadas às mudanças na conectividade cerebral e na regulação de neurotransmissores como a serotonina e a dopamina.

Outro ponto ressaltado é a fadiga emocional, que frequentemente acompanha a redução da energia cerebral, evidenciada por estudos de imagem funcional. Essa perda de energia não apenas afeta o bem-estar físico, mas também drena recursos emocionais, deixando muitas mulheres exaustas e menos tolerantes ao estresse. Essa fadiga, combinada com sintomas como lapsos de memória e dificuldade de concentração, leva a um sentimento de frustração e dúvida sobre a própria capacidade mental, o que muitas vezes amplifica o impacto emocional desse período.

No entanto, a dra. Lisa Mosconi, que já citei nos capítulos anteriores, médica que está revolucionando os estudos que envolvem menopausa e cérebro ressalta que, embora a menopausa seja desafiadora, ela pode trazer aspectos positivos. Muitas mulheres relatam um aumento da empatia e da compreensão emocional, desenvolvendo maior resiliência à medida que enfrentam as transformações do período. Esse momento da vida pode ser interpretado como uma oportunidade de introspecção e crescimento, desafiando a visão tradicional que associa a menopausa a declínio ou fragilidade.

O cérebro feminino é altamente influenciado pelo estrogênio, um hormônio que regula não apenas o ciclo menstrual, mas também funções cerebrais essenciais como memória, humor, sono e energia. Isso tudo a gente já viu e falou. Durante a menopausa, a queda nos níveis de estrogênio desencadeia mudanças significativas no cérebro, incluindo diminuição na energia cerebral, alterações na conectividade neuronal e mudanças estruturais que podem se manifestar como o nevoeiro mental (esquecimentos), lapsos de memória e dificuldades emocionais.

A perimenopausa, fase que precede a menopausa, é descrita como um período de intensa transformação no cérebro. Essa fase não é apenas uma transição hormonal, mas também um processo de remodelação cerebral, em que o cérebro passa a se adaptar à ausência de níveis regulares de estrogênio, semelhante a uma mudança de combustível metabólico.

Estudos de tomografia cerebral com emissão de pósitrons (PET) mostram que mulheres na pós-menopausa podem experimentar uma redução de até 30% na energia cerebral em comparação com a fase fértil. Essa redução afeta o funcionamento geral do cérebro, impactando a capacidade de concentração, resiliência emocional e equilíbrio hormonal.

Muitos dos sintomas associados à menopausa, como ondas de calor, insônia, ansiedade e alterações de humor, têm origem no cérebro, não nos ovários. Esses sintomas refletem a tentativa do cérebro de se ajustar a novos estados químicos e metabólicos.

A menopausa pode ser vista como um processo neurologicamente ativo, desafiando a visão reducionista de que se trata apenas de um evento reprodutivo.

O estradiol, o "mestre regulador" do cérebro feminino, influencia diretamente a plasticidade neural, a produção de energia da mitocôndria (a principal molécula de energia das células conhecida como a "usina de energia" da célula) e a proteção contra inflamações. Sua ausência durante a menopausa explica a maior prevalência de condições neurodegenerativas, como o Alzheimer, em mulheres após os 50 anos.

O conceito de "*Menostart*", apresentado pela dra. Lisa Mosconi, enfatiza essa transição como o início de uma nova fase da vida, onde habilidades cognitivas e emocionais podem ser plenamente empregadas. A maior empatia, domínio emocional e foco em metas de longo prazo são algumas das características que emergem nesse período. Essa mulher pode focar no trabalho, por exemplo. E desenvolver novos ciclos de amizade será importante aos 70, 80 anos.

De acordo com a revista *Veja*, a menopausa é um fenômeno raro no reino animal, sendo observado de forma significativa apenas em humanos e em algumas espécies de cetáceos, como orcas e baleias-piloto. Em ambas as espécies, a presença de fêmeas pós-reprodutivas tem um impacto direto na sobrevivência e no sucesso das gerações mais jovens. No caso dos humanos, essa exclusividade sugere uma profunda conexão entre a menopausa e a longevidade, destacando o papel das mulheres mais velhas na evolução de nossa espécie.

CAPÍTULO 12: Construindo uma rede de apoio

A importância da conexão social e da troca de experiências com outras mulheres nessa fase

Segundo a Organização Mundial de Saúde (OMS), estima-se que em 2030 teremos cerca de 1 bilhão de mulheres no climatério, no mundo todo. Um bilhão, mulherada! A OMS também destaca que 70% das mulheres experimentam sintomas físicos e emocionais significativos durante essa transição, como ondas de calor, alterações no sono, ansiedade e depressão. Nesse contexto, ter uma rede de apoio estruturada é essencial para enfrentar esses desafios com saúde e bem-estar.

As redes de apoio – que podem incluir comunidades na internet como a nossa "Lobas & Potentes" (link na bio do @mariacandidatv), família, amigas, turma dos esportes, conexão com a espiritualidade, equipes de saúde multidisciplinar – ajudam a mulher a se sentir compreendida, acolhida e fortalecida.

Estudos da OMS mostram que o suporte emocional e social é um dos principais fatores para reduzir o impacto psicológico dessa fase da menopausa, como a sensação de isolamento e o aumento do risco de depressão, que afeta cerca de 20% das mulheres.

Conversar sobre os desafios e validar as emoções da mulher contribui para sua saúde mental. Pesquisas mostram que mulheres com laços sociais têm 50% menos probabilidade de desenvolver depressão e ansiedade durante a menopausa. Além disso, redes de apoio ajudam a desmistificar os tabus, criando um espaço seguro para compartilhar experiências e buscar soluções. Converse com alguma jovem da geração Z e veja como os tabus não têm mais nada a ver, pelo menos para a maioria.

Muitas das ideias deste capítulo foram inspiradas no excelente livro *Menopausa*, da jornalista Mariza Tavares, que destaca que o período da menopausa, além das mudanças físicas e emocionais, é uma fase que pode envolver reorganizações sociais e familiares. Acredito e vivo isso.

A menopausa, em muitas culturas ancestrais, é vista como um momento de transição para um papel de liderança e sabedoria na comunidade. Resgatar a conexão com a ancestralidade pode ajudar a mulher a reinterpretar essa fase como um período de empoderamento, em vez de apenas associá-la às perdas biológicas. Estudos mostram que mulheres que têm uma visão cultural positiva sobre a menopausa tendem a relatar menos sintomas e maior satisfação com a vida.

O desenvolvimento do autoconhecimento pode atuar como uma rede de apoio interna, permitindo que as mulheres reavaliem suas prioridades e construam uma nova perspectiva de vida. Além disso, o reforço da autoestima é essencial para que possam enfrentar os estigmas sociais relacionados ao envelhecimento e à perda de "atrativos" associados à juventude. Ferramentas como a prática de *mindfulness*, escrita reflexiva e terapias são recomendadas como caminhos para cultivar essa conexão consigo mesmas.

Segundo a OMS, atividades físicas como caminhada, dança, yoga ou musculação podem reduzir em até 40% a intensidade das ondas de calor e melhorar a qualidade do sono. Além disso, a atividade

A menopausa, em muitas culturas ancestrais, é vista como um momento de transição para um papel de liderança e sabedoria na comunidade. Resgatar a conexão com a ancestralidade pode ajudar a mulher a reinterpretar essa fase como um período de empoderamento, em vez de apenas associá-la às perdas biológicas.

física ajuda a prevenir a osteoporose, já que a densidade óssea pode diminuir em até 20% nos primeiros anos após a menopausa. Vimos isso nos capítulos anteriores.

Exercícios também promovem a liberação de endorfinas, melhorando o humor e reduzindo os sintomas de ansiedade e depressão. Mulheres que se exercitam regularmente têm 30% menos chance de desenvolver doenças cardiovasculares, o que é especialmente importante, já que o risco cardíaco aumenta após a menopausa devido à queda dos níveis de estrogênio. Exercício aeróbio, mulherada!

O corpo feminino é profundamente influenciado pelo ciclo biológico e reprodutivo, a experiência da mulher não pode ser reduzida à dimensão fisiológica. No climatério, as alterações hormonais, associadas à desvalorização estética e aos sintomas variados que surgem, frequentemente trazem à tona reflexões sobre o envelhecimento e a finitude da vida. Esse período pode ser vivido de forma contraditória, misturando dúvidas, incertezas e uma reavaliação profunda de prioridades e certezas.

Diante dessa complexidade, a participação em grupos terapêuticos com enfoque psicoeducativo tem se mostrado extremamente valiosa. Ao compartilhar suas vivências com outras mulheres que enfrentam desafios semelhantes, muitas conseguem compreender melhor o processo que estão vivendo, ressignificar suas experiências e fortalecer sua autoestima. Esses espaços também ampliam redes de apoio e amizades, ajudando a reduzir o isolamento e a criar um ambiente de solidariedade.

Para que esse apoio seja realmente inclusivo, é necessário que profissionais de saúde adotem uma perspectiva diversa e atenta às particularidades de cada mulher. Mulheres vítimas de violência podem encontrar nesses grupos um local seguro para elaborar e expressar seus sofrimentos. O climatério, portanto, exige uma abordagem que vá além do biológico, integrando as dimensões emocionais, sociais e culturais que moldam essa fase. A inclusão dessas mulheres em iniciativas terapêuticas pode ser um passo essencial para transformar essa etapa de desafios em uma oportunidade de crescimento e empoderamento.

A espiritualidade e as práticas terapêuticas são apresentadas como pilares de apoio que ajudam a lidar com as demandas emocionais da menopausa. Ela é muitas vezes acompanhada por sentimentos de melancolia e uma sensação de perda. Nesse contexto, a espiritualidade, independentemente da religião, pode oferecer conforto, propósito e uma perspectiva mais ampla sobre as mudanças da vida. A terapia psicológica é uma ferramenta indispensável para trabalhar medos, inseguranças e traumas que possam surgir ou ser intensificados durante essa fase.

O ambiente de trabalho pode ser um desafio para mulheres na menopausa, especialmente em profissoes de alta demanda. O livro da Mariza Tavares destaca que, por vezes, a falta de compreensão e empatia em relação às dificuldades enfrentadas durante esse período agrava o estresse e a sensação de inadequação.

As ondas de calor, os lapsos de memória e as oscilações de humor, frequentemente mal interpretados no ambiente profissional, podem impactar negativamente o desempenho e a confiança.

Nesse sentido, redes de apoio no trabalho — como colegas que compreendem e gerentes que oferecem ajustes quando necessário — são essenciais para criar um espaço de trabalho mais inclusivo. O livro também sugere que políticas corporativas que normalizam discussões sobre menopausa e oferecem benefícios, como horários flexíveis ou acesso a programas de saúde, poderiam reduzir os impactos dessa fase na carreira das mulheres.

A criação de um ecossistema de suporte pode transformar a experiência da menopausa, promovendo saúde mental, emocional e física durante essa transição.

CAPÍTULO 13: Autocuidado emocional - enfrentando os desafios com serenidade

Práticas de autocuidado e ferramentas emocionais para lidar com os altos e baixos

Este vai ser um capítulo muito pessoal.

"Pinta esse cabelo". "Está ridícula". "Já foi bonita". "Só quer aparecer". "O que fez no rosto que está deformada". "Está sempre sozinha porque deve ter algum problema". "Tá velha".

Acredite, mas já ouvi tudo isso na internet. E juro a você que não ligo. Minha autoestima é alta e sei muito bem quem sou. A internet é um terreno minado. Tento responder e argumentar com essas pessoas, mas, quando tento, são perfis que não permitem resposta. Ou seja, são pessoas que estão lá para profanar o ódio. E você pode ser a próxima a receber o ódio. Estou aqui para falar duas coisas: se for na internet, bloqueie na hora. Se for na vida, corte na hora.

O envelhecimento ainda não é visto como uma parte natural da vida. O feminino então, parece que a mulher cometeu um crime porque envelheceu. Portanto, você pode ouvir na sua família, do seu companheiro, frases como: "você está acabada", "já foi melhor", "te troco por duas de 25", "só serve mesmo para cozinhar, porque panela velha é que faz comida boa", "esse batom não é mais para a sua idade", "você não se enxerga, mulher".

Imagine no meio dos sintomas da menopausa, com o sobe e desce de hormônios, muitas vezes tristezas, dúvidas, emoções descontroladas, ouvir sem parar pessoas botando você para baixo? É muito difícil.

Mas eu acredito profundamente que as mudanças que vivemos ao longo da vida – os barulhos internos, as sensações de "*quem sou eu agora?*" – são convites inevitáveis para revisitarmos nossa identidade. Cada fase importante do desenvolvimento pessoal nos empurra para uma atualização interna, seja ela bem-vinda ou não. E isso não acontece só com grandes marcos da vida, mas especialmente em momentos desafiadores que nos forçam a olhar para dentro e refletir.

Nesse sentido, a acolhida deve começar dentro de nós mesmas. Se existe alguém que pode nos destruir, essa pessoa somos nós. Da mesma forma, somos também a nossa maior força, a chave para nos erguer. Reconhecer nossas emoções e o significado que elas carregam é um ato de autocuidado e de autoaceitação. E isso é essencial para atravessarmos essas fases de maneira consciente e conectada.

E, para quem pensa que esses assuntos não lhe dizem respeito, vale lembrar: ou você está passando, ou já passou, ou passará, ou conhecerá alguém que está vivenciando isso. Falar sobre essas questões é um gesto de amadurecimento, não apenas individual, mas coletivo. É sobre aprender, compreender, e se preparar – não para negar o que está acontecendo, mas para abraçar o que somos e nos tornarmos mais humanos no processo.

Menopausa e transformações sociais. O tempo moldou a forma como as mulheres lidam e lidaram com suas próprias emoções, sintomas e fases da vida. No passado, nossas avós e bisavós carregavam o peso de fingir que não sentiam nada, escondendo seus sintomas ou suas mudanças corporais, porque era socialmente inaceitável demonstrar vulnerabilidade. O mundo tem explorado muito esse tema, mas estamos longe do ideal.

É muito triste perceber como o ser humano está, em diversos casos, à vontade para ser violento, quase sempre de forma gratuita, sem medir o impacto emocional que as palavras podem ter. A violência verbal, por mais que seja muitas vezes minimizada ou disfarçada de "opinião", é profundamente agressiva e pode reforçar estigmas que as mulheres já enfrentam ao longo da vida.

O que precisamos, como sociedade, é de um esforço coletivo para romper com essa normalização da agressividade. Não se trata de demonizar uma pessoa ou outra, mas de entender que esses comportamentos não são isolados; eles são sintomas de um sistema que precisa urgentemente de mudança.

Quando permitimos que alguém expresse comentários sem questionamento, estamos perpetuando um ciclo que desvaloriza e desumaniza. E, quando confrontamos atitudes, estamos plantando a semente para um diálogo mais construtivo e respeitoso.

Por isso, é crucial não apenas reconhecer, mas também transformar esse padrão. Falar sobre menopausa e envelhecimento com naturalidade e empatia é o correto. E, para isso, é necessário que todos – homens e mulheres – entendam seu papel em criar um ambiente de mais respeito e acolhimento mútuo.

Para quem está nessa jornada de transformação interna, como muitas mulheres 50+ estão, é essencial manter a conexão consigo mesma. Mesmo em meio às adversidades e às críticas externas, reforçar o senso de valor próprio é a base para enfrentar esses desafios. E, para quem está de fora, a melhor forma de apoiar é com respeito e, acima de tudo, compreensão.

Estar em paz não significa ser imune à dor ou à crítica, mas significa conhecer o nosso próprio valor, de forma tão profunda e clara, que nem mesmo os ataques mais gratuitos podem nos desestabilizar completamente.

Saber quem somos, o que valemos e o que conquistamos ao longo da vida é o alicerce que nos ajuda a resistir nesses momentos. Isso é especialmente importante para mulheres que estão na menopausa, enfrentando não apenas mudanças físicas e hormonais, mas também toda uma série de pressões e expectativas sociais que tornam esse período ainda mais desafiador.

Não precisamos eliminar a ansiedade, a angústia ou o desconforto imediatamente. Precisamos, inicialmente, aprender a acolhê-los, a entender que eles fazem parte de um processo maior de transformação. Precisamos nos tratar com o mesmo carinho que daríamos a uma amiga passando por um momento difícil.

Este é o verdadeiro ato de resistência em um mundo que constantemente tenta nos desvalorizar: honrar nossas camadas, nossas complexidades e todas as nossas versões, antigas e novas.

Negar essa dor não nos ajuda a superá-la; ao contrário, nos enfraquece. Permitir-se sentir, reconhecer que foi algo ruim e dizer “isso me machucou” é o primeiro passo para processar essas experiências e seguir em frente. Contudo, é igualmente vital não internalizar a agressividade do outro. É preciso discernir o que cabe a nós – o que é nosso – e o que pertence ao outro.

Essa distinção é essencial, principalmente para mulheres que estão envelhecendo em uma sociedade que constantemente associa valor à juventude. Comentários sobre cabelos brancos, sobre menopausa ou sobre como a mulher "não vale mais nada" são exemplos de violências sutis, mas profundamente arraigadas, que reforçam uma narrativa de desvalorização. Essas microagressões vêm de todos os lados — de colegas, parceiros, até mesmo de filhos. É por isso que a mulher precisa estar ancorada em sua própria força, em sua jornada, para que possa resistir a esses ataques sem deixar que eles a definam.

E como isso é construído?

Por meio da tríade de **autoconsciência**, **redes de apoio** e **terapia**. Essa tríade ajuda a mulher a se fortalecer em todas as fases da vida, mas especialmente durante a menopausa. Construir essa força interna não significa ser impenetrável, mas sim ter a capacidade de reconhecer o que é importante: "Eu cheguei até aqui, passei por tantas coisas, tive tantas conquistas, e minha história é valiosa."

Essa consciência não apenas blinda a mulher contra os ataques, mas também a coloca em um lugar de protagonismo. Para mulheres que seguem figuras públicas ou líderes, como eu, a mensagem é clara: é possível envelhecer com beleza, inteligência, e, mais importante, **presença**.

É uma lição de força para quem está nos 20, 30 ou 40 anos, porque o que construímos nessas fases nos prepara para o futuro. Estar fortalecida nessas etapas da vida é o que nos dá a base para lidar com os desafios que surgem depois.

Para mulheres 50+, o trabalho de se proteger e se valorizar é constante. Isso significa reconhecer os ataques, mas também se lembrar de suas conquistas, de sua trajetória, e das múltiplas camadas que compõem sua história.

Para mulheres que
seguem figuras públicas
ou líderes, como eu,
a mensagem é clara:
é possível envelhecer
com beleza, inteligência,
e, mais importante,
presença.

CAPÍTULO 14: Mindfulness e meditação na busca pelo equilíbrio interno

Técnicas de mindfulness e meditação para aliviar o estresse e melhorar o bem-estar mental

A prática da meditação é um dos recursos poderosos para promover equilíbrio emocional, bem-estar físico e saúde cognitiva, especialmente durante as transformações que a menopausa traz ao corpo e ao cérebro.

Meditar consiste em centrar a atenção de maneira intencional, seja focando na respiração, em um mantra, ou apenas observando os pensamentos que surgem sem se apegar a eles. Mais do que uma prática espiritual ou filosófica, a meditação é apoiada por vastas evidências científicas que demonstram seus benefícios para o cérebro, incluindo a regulação do estresse, a melhoria da memória e a redução dos sintomas de ansiedade e depressão.

Exercícios respiratórios, artes marciais ou outras práticas orientais como yoga, Tai-Chi-Chuan, meditação, além de melhorar o condicionamento físico, auxiliam a promoção do equilíbrio mental e emocional entre as mulheres. Além de melhorar a saúde global, a prática de atividades físicas constitui uma excelente estratégia contra a baixa da autoestima.

A meditação surge como uma ferramenta natural e poderosa para aliviar esses impactos, oferecendo benefícios que vão desde a redução do estresse até a promoção de uma maior plasticidade cerebral.

A prática meditativa, quando realizada de forma regular, diminui significativamente a liberação de cortisol, o hormônio do estresse, contribuindo para a modulação de respostas emocionais e cognitivas. Além disso, ela estimula a neuroplasticidade, ou seja, a capacidade do cérebro de reorganizar suas conexões e adaptar-se às transformações hormonais características desse período. Esse processo de reorganização é essencial para mitigar os efeitos da menopausa e promover uma sensação de equilíbrio mental e físico.

Do ponto de vista fisiológico, a meditação está associada à redução de marcadores inflamatórios no organismo. Essa característica é especialmente relevante, uma vez que inflamações crônicas podem agravar sintomas da menopausa e aumentar o risco de doenças como osteoporose, condições cardiovasculares e declínios cognitivos associados ao envelhecimento. Assim, práticas regulares de meditação ajudam a criar um ambiente interno mais saudável e propício ao bem-estar geral.

Entre os benefícios mais notáveis está o fortalecimento do córtex pré-frontal, uma região cerebral vital para funções executivas como planejamento, tomada de decisões, controle de impulsos e regulação emocional. Estudos de neuroimagem demonstram que a meditação regular promove um aumento na densidade dessa área, resultando em uma maior capacidade de lidar com desafios cotidianos de maneira equilibrada e consciente. Essa melhora permite que mulheres na menopausa enfrentem situações de alta demanda emocional com mais equilíbrio, reduzindo reações impulsivas e favorecendo uma abordagem reflexiva e estratégica.

Além disso, a prática meditativa beneficia o hipocampo, uma estrutura cerebral responsável pela memória e pelo aprendizado.

Pesquisas indicam que a meditação não apenas protege, mas também potencializa a densidade de matéria cinzenta nessa região, promovendo uma maior retenção de informações e facilitando a assimilação de novos conhecimentos. Esses ganhos são especialmente importantes em um mundo sobrecarregado de estímulos, onde a capacidade de foco e atenção é frequentemente desafiada.

A chave para integrar a meditação ao cotidiano está em sua simplicidade.

Faça um breve, vital e simples exercício: respire fundo. Note como apenas por centrar brevemente na respiração, a sua mente já muda.

Não é necessário um ambiente perfeito ou um tempo excessivo: apenas cinco a dez minutos por dia podem fazer uma diferença significativa. Seja sentada em silêncio ou guiada por aplicativos e áudios, a prática cria um espaço de autocuidado e pausa em meio às demandas da vida moderna. Mais importante ainda, a meditação ensina a aceitar as flutuações emocionais e físicas como parte do processo natural do corpo, promovendo uma relação mais compassiva e menos conflituosa com essas mudanças.

À medida que a ciência continua a desvendar os mistérios das interações entre mente, corpo e hormônios, a prática meditativa se firma como uma aliada essencial na jornada para a saúde integral e o florescimento pessoal em todas as fases da vida.

A meditação, especialmente quando combinada com técnicas como mindfulness (atenção plena), atua diretamente no cérebro ao modular as áreas responsáveis pelas emoções, preocupações e pensamentos repetitivos.

Um artigo recente da Alzheimer's Research & Prevention Foundation™ apresenta o Pink Brain™ Project, um estudo conduzido na UCLA (Universidade da Califórnia) que investiga os efeitos da meditação Kirtan Kriya na saúde cerebral de mulheres nessa etapa. Os resultados indicam que a prática diária dessa meditação por 12 minutos pode não apenas interromper os sintomas cognitivos associados à menopausa, mas também rejuvenescer o cérebro em até 12 anos, sugerindo um efeito antienvelhecimento significativo. Essas descobertas oferecem uma abordagem promissora e não farmacológica para melhorar os impactos cognitivos da menopausa e promover a saúde cerebral em mulheres nessa fase da vida.

De acordo com um estudo de 2024 intitulado "Cognitive and immunological effects of yoga compared to memory training in older women at risk for Alzheimer's disease" (Efeitos cognitivos e imunológicos do yoga comparados ao treinamento de memória em mulheres idosas com risco de desenvolver a doença de Alzheimer), a Kirtan Kriya tem um impacto comprovado na redução da inflamação, melhora da memória, sono e clareza mental, demonstrando resultados em apenas oito semanas de prática. Essa meditação envolve sons (Saa Taa Naa Maa), mudras (posições das mãos) e uma sequência simples de doze minutos diários, alternando entre entoações em voz alta, baixa e silêncio.

Um dos passos iniciais mais importantes para quem deseja incorporar essa prática ao cotidiano é a escolha de um ambiente tranquilo, livre de distrações externas. Encontrar um espaço adequado não se limita à ausência de ruídos; trata-se também de criar um ambiente que transmita conforto e acolhimento.

Pode ser um canto da casa, um jardim, ou até mesmo um local silencioso no trabalho. A chave está em associar aquele espaço a momentos de pausa e introspecção, promovendo uma sensação de refúgio para a mente e o corpo.

No início da jornada, é natural que surjam dúvidas sobre como meditar ou até mesmo sobre o que é meditação. Eu ouço várias meditações maravilhosas no canal do YouTube The Mindful Movement, que é em inglês, mas como é bem lenta, acho que quem sabe o básico pode acompanhar. Tem meditação para manhã, para dormir, para ansiedade e para reenergizar.

Para superar essas barreiras iniciais, aplicativos como Headspace e Calm desempenham um papel essencial. Eles oferecem guias estruturados, conduzindo os usuários com instruções claras e acessíveis. Esses aplicativos foram desenvolvidos com base em estudos sobre atenção plena e psicologia, apresentando técnicas variadas que vão desde a respiração consciente até práticas mais avançadas, como a meditação transcendental. Além disso, muitos desses recursos são personalizáveis, permitindo que cada pessoa encontre o ritmo e a abordagem que mais ressoam com suas necessidades e objetivos.

Para aquelas que preferem alternativas não guiadas, os audiolivros e playlists disponíveis em plataformas como Spotify e YouTube representam uma porta de entrada igualmente eficaz. Essas plataformas oferecem uma gama diversificada de conteúdos, desde trilhas sonoras com sons da natureza até narrações com mensagens positivas e inspiradoras.

Ouvir uma voz calma ou música relaxante pode ser o estímulo necessário para silenciar os pensamentos incessantes e criar uma atmosfera propícia à introspecção. Muitas vezes, a simples repetição dessas práticas cria um hábito que transforma o que antes parecia complexo em um momento de prazer e reconexão.

A prática da meditação, no entanto, não precisa ser rígida ou excessivamente formal. Cada pessoa pode encontrar sua maneira de se engajar, seja com sessões de cinco minutos para iniciar o dia, seja com períodos mais longos de reflexão à noite. A flexibilidade é um aspecto central dessa jornada, e o mais importante é o compromisso com o bem-estar.

> Meditar não é sobre perfeição, mas sobre a disposição de estar presente, de dedicar um momento do dia para si mesmo, longe das demandas externas.

Com o tempo, o impacto cumulativo da meditação torna-se evidente.

Pequenos gestos, como reservar um espaço tranquilo ou explorar os recursos tecnológicos disponíveis, podem transformar a qualidade de vida de forma significativa.

A mente, antes sobrecarregada, encontra paz; o corpo, antes tenso, relaxa. Assim, a meditação deixa de ser uma atividade isolada e se torna um elemento central de um estilo de vida equilibrado e consciente.

CAPÍTULO 15: Propósito e reinvenção - o despertar de uma nova fase

Reflexões sobre encontrar propósito e se redescobrir nos 40+ e 50+

Reinventar-se é essencial! Tudo é uma questão de **presença**.

Faça uma pausa e pense: "Ok, essa sou eu agora!".

Foi em uma pausa como essa que percebi algo importante: meu corpo havia mudado, sim, mas ele carregava uma história. Ele tinha passado por uma gravidez, gerado uma vida, enfrentado transformações, e isso era parte da minha jornada. Então, o primeiro passo para desenvolver o autoamor aos 40 e 50 anos, acredito, é *reconhecer a história que você carrega*. Cada marca, cada mudança, cada detalhe do seu corpo é um reflexo de algo que você viveu, de quem você é, e isso merece ser honrado.

Começar a gostar de si mesma não é um processo que acontece da noite para o dia. Não é como apertar um botão e, de repente, tudo está resolvido. É algo que se constrói aos poucos, com paciência e prática.

Uma das ferramentas mais poderosas que aprendi em **terapia** – e que recomendo para quem está nessa jornada – é o exercício de *se olhar no espelho com intenção*. Não apenas olhar, mas realmente se ver. Olhar para si mesma com o mesmo olhar de compaixão e amor que você teria para com uma amiga ou alguém que você ama profundamente.

Quando você se olhar no espelho, tente não focar nas críticas ou nas partes que você não gosta. Em vez disso, escolha algo para admirar, por menor que seja. Pode ser o brilho dos seus olhos, a curva do seu sorriso, ou até mesmo uma lembrança que uma marca no seu corpo traz. Aos poucos, esse exercício de buscar aspectos positivos se torna um hábito, e você começa a criar uma relação mais saudável consigo mesma.

Eu, por exemplo, acho que sou uma pessoa muito persistente no que quero e faço tudo, até quase o impossível, para que dê certo. Estou terminando a última revisão deste livro, escrevendo estas palavras dia 24 de dezembro de 2024. Enquanto todo mundo está pensando no Natal, meu valor maior está aqui, neste livro e no meu compromisso com você. E tenho orgulho de mim por isso, de ser tão convicta nos meus valores que absolutamente nada me tira do meu objetivo. Admiro essa minha qualidade. E você, o que admira em si?

Outra ferramenta essencial é a **lista de realizações**. Pegue um papel ou escreva aqui no seu livro tudo o que você já conquistou na vida – e não falo apenas de grandes conquistas. Inclua cada pequeno passo, cada desafio que superou, cada momento que mostrou força. Muitas vezes, estamos tão focadas no que falta alcançar que esquecemos de reconhecer o quanto já caminhamos. Essa lista não é para os outros; é para você mesma, para se lembrar de tudo o que já realizou e do valor que isso carrega.

É essencial lembrar que não existe perfeição.

Buscar ser perfeita – seja na aparência, no corpo, ou em qualquer outra coisa – é um esforço exaustivo, ilusório e que nos desconecta da nossa essência. A verdadeira conexão com os outros, os verdadeiros vínculos e afetos, não vêm da perfeição, mas da autenticidade e vulnerabilidade. É quando mostramos quem somos de verdade, com todas as nossas complexidades, que criamos relações significativas.

É fundamental ressignificar o que vemos como defeitos ou fraquezas. Aquilo que você acha que é uma falha pode ser, na verdade, uma característica única, uma marca da sua trajetória.

O autoamor começa quando paramos de lutar contra quem somos e começamos a abraçar nossa história, nosso presente, e tudo o que somos capazes de ser. Essa é a jornada mais importante e, ao mesmo tempo, a mais libertadora.

O processo de construção da autoestima não é imediato. É um passo de cada vez. No início pode ser extremamente difícil enfrentar inseguranças ou assumir escolhas que fogem do padrão. Mas a prática constante, o ato de enfrentar esses momentos, fortalece. É uma construção gradual, em que cada pequeno passo aumenta sua confiança, até que você chega ao ponto de dizer: "Não me interessa o que pensam; estou em paz comigo mesma".

Essa paz é o que nos prepara para a segunda metade da vida.

Aos 50, 60, ou mais, percebemos que o que realmente importa são as relações saudáveis, os momentos autênticos e o legado que deixamos – não em termos de aparência, mas em impacto, em amor, em histórias compartilhadas. E você se sentirá bonita como nunca! Se continuarmos nos escondendo atrás de máscaras, perderemos a oportunidade de nos reconectar com o que é real e significativo.

O autoamor começa quando paramos de lutar contra quem somos e começamos a abraçar nossa história, nosso presente, e tudo o que somos capazes de ser. Essa é a jornada mais importante e, ao mesmo tempo, a mais libertadora.

A menopausa é um momento de se perguntar: "Quem eu sou? O que quero para mim e para os que amo? Como posso viver de forma autêntica e alinhada com meu propósito?".

Esse realinhamento não é fácil, mas é profundamente transformador. Ele nos permite abandonar as pressões externas e abraçar a plenitude do que somos, de dentro para fora. Já ouviu falar de *middlescense*? Citei no início do livro.

O termo, que combina "*middle*" (de *middle-age*, meia-idade em inglês) e "*adolescence*" (adolescência), descreve a fase da meia-idade em que as pessoas enfrentam desafios e transformações significativas. Para nós, a palavra seria "meialescência" ou "meia-idadelescência".

O conceito de *middlescence* está sendo estudado por médicos americanos. É uma fase da vida, a meia-idade, comparada à adolescência, marcada por transições como menopausa, filhos saindo de casa, divórcio ou até o cuidado com os pais. É o momento ideal para reavaliar escolhas feitas no passado, explorar novos hobbies, carreiras e propósitos alinhados aos seus valores atuais.

Não é o começo do fim, mas sim uma oportunidade de consolidar uma vida plena na segunda metade da jornada. Chegou a hora, mulher madura! Será que você está vivendo essa "adolescência" da meia-idade?

Que tal aproveitar essa fase para redescobrir-se e construir uma marca pessoal que reflita a sua essência, sua trajetória e o que você deseja projetar para o mundo?

Em uma sociedade que muitas vezes valoriza a juventude acima de tudo, encontrar beleza e força nessa nova etapa exige uma redescoberta de quem somos e do que valorizamos.

É nesse contexto que a construção de uma marca pessoal e a busca por autenticidade ganham um significado especial. Não se trata apenas de como os outros nos veem, mas de como nos enxergamos e escolhemos nos apresentar ao mundo. O visagismo, por exemplo, pode ser uma ferramenta poderosa para alinhar nossa aparência com quem realmente somos, reforçando a confiança e a autoestima. Mais do que um conceito estético, ele trabalha com a essência, revelando nossos valores e paixões.

Então, pergunte-se: quais são os traços que quero destacar nesta fase da minha vida? Que mensagens desejo transmitir através da minha imagem e ações? Mostrar-se de uma forma que traduz sua essência não é sobre atender a expectativas externas, mas sim sobre celebrar quem você é e o que conquistou, mesmo (ou especialmente) em meio às mudanças que a vida traz.

Transformar essa fase em um momento de reinvenção e empoderamento é possível. Ao alinhar seus valores, habilidades e paixões com a maneira como se apresenta ao mundo, você não apenas fortalece sua identidade, mas também abre portas para novas realizações — seja no âmbito pessoal, profissional ou social. Afinal, cada momento da vida tem sua beleza e poder únicos, e a *middlescense* pode ser um convite para brilhar de uma forma que só você pode.

Seu estilo é uma extensão da sua identidade, e ele pode (e deve!) evoluir com você. Olhe para o seu guarda-roupa e pergunte-se: essas roupas refletem quem sou agora? Talvez seja hora de incorporar peças que combinem conforto, elegância e funcionalidade, valorizando sua silhueta e sua personalidade. Uma *stylist* ou consultor de imagem pode ajudá-la a escolher cores, cortes e tecidos que a façam brilhar. Existem ótimos *stylists* na internet para você seguir.

Vamos fazer um rápido exercício: Quais são as três palavras que você imediatamente associa a mim? Escolha apenas três!

Esse exercício mostra quais são os "macrotemas" que são associados a você. Exercício poderoso, não é? Que tal fazermos o seu?

Conhecer suas qualidades, seus valores e suas paixões são fundamentais para comunicar quem você é de maneira autêntica e confiante. Sem essa clareza, corremos o risco de sermos superficiais ou desconectadas de nossa essência, o que acaba não sendo sustentável a longo prazo.

Saber promover suas realizações de forma autêntica é uma habilidade poderosa que contribui para o fortalecimento da marca pessoal. A autopromoção equilibrada e verdadeira permite que as pessoas ao seu redor reconheçam seu valor e entendam suas capacidades profissionais.

Para as mulheres, esse processo, muitas vezes, envolve superar barreiras e desconfortos ao se colocar como protagonistas. Lembre-se de que destacar suas realizações não é arrogância, mas sim um modo de comunicar o impacto do seu trabalho.

Agora, vale a pena fazer um exercício simples, mas profundo, de autoconhecimento. Separei algumas perguntas para que você possa refletir: no exato momento, quem é você? Hora de ressignificar!

Marca pessoal

O que move você?
Quais são suas forças?
Que causas você deseja apoiar?

Respostas

Quais as 3 palavras que quero que sejam associadas a mim?

Como eu defino o meu estilo?

Minha frase

PARTE 4

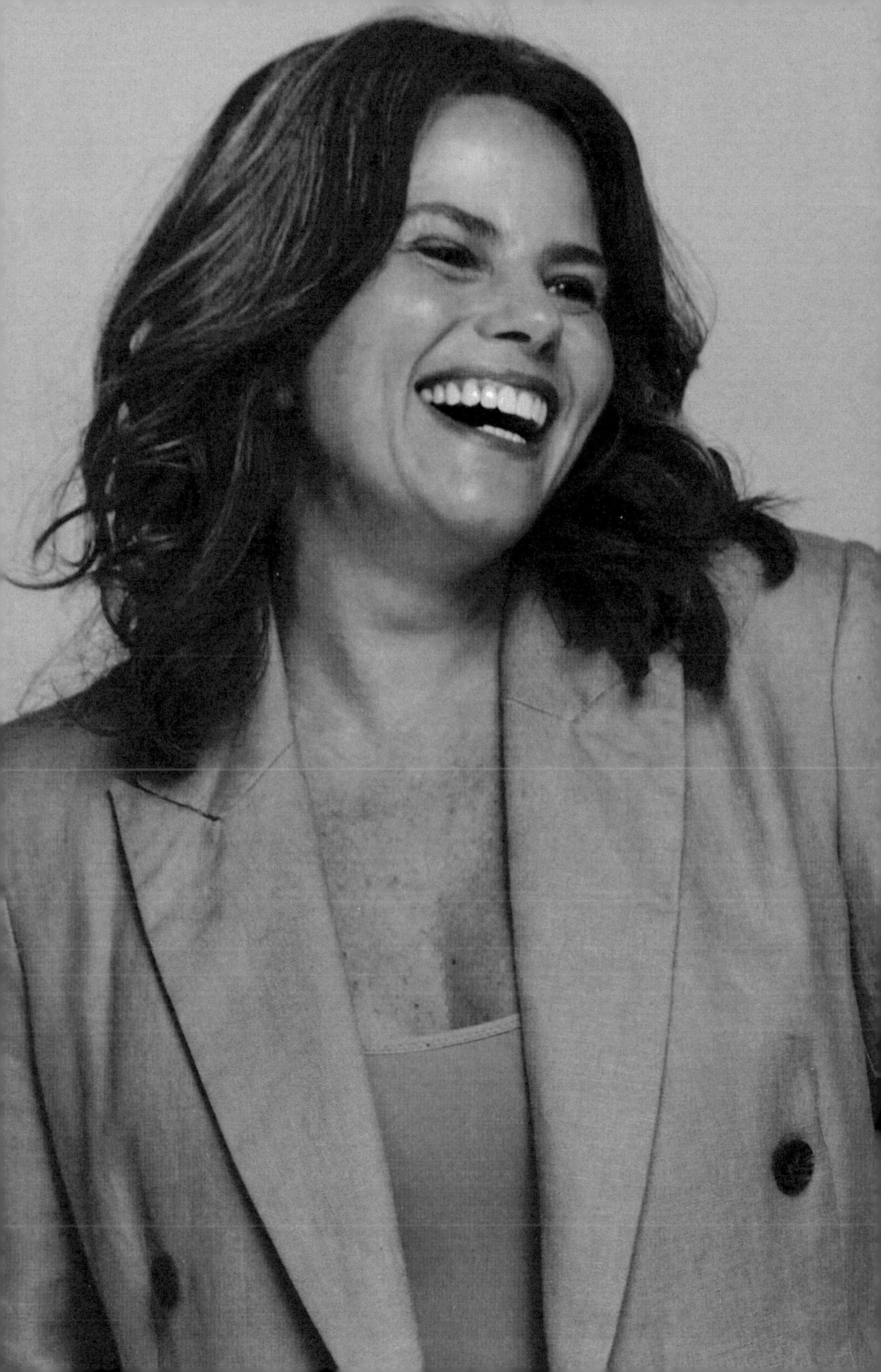

PARTE 4: NUTRIÇÃO E ESTILO DE VIDA

"Você é o que você come!"

Não podia faltar, né? Falar de nutrição é essencial! Afinal, o declínio dos níveis de estrogênio e progesterona afeta diversos sistemas do corpo, incluindo o metabolismo, a saúde cardiovascular e a função cognitiva. E, claro, esses hormônios também influenciam a redistribuição de gordura corporal, muitas vezes levando ao aumento do peso abdominal, o que eleva o risco de doenças metabólicas como diabetes e hipertensão.

Sabemos que quando o assunto é dieta, tudo pode acontecer. A internet é repleta de receitas milagrosas e é possível encontrar pílulas mágicas sendo vendidas em shopping centers. Não comprem! Não funciona a médio e longo prazo.

Nesta parte do livro, vamos falar tudo com base científica e com base nas opiniões de especialistas que entrevistei ao longo de vários anos. A realidade é que o metabolismo desacelera durante a menopausa e o risco de ganhar peso aumenta. Você vai engordar! Manter o jogo equilibrado já é difícil. Por isso, é importante manter uma dieta equilibrada, rica em frutas, vegetais, grãos integrais e proteínas magras, e evitar o excesso de açúcar e alimentos processados. Não é hora de renunciar à alimentação saudável! A ideia de que "*agora você pode comer sem culpa*" pode levar a problemas de peso e saúde.

Atenção: agora ocorre o Efeito Dominó, infelizmente. A gente engorda 500 gramas um mês, 200 em outro, 500 em outro... em um 1 ano são 10 quilos, mais os 5 que ficaram da última gestação... No outro ano, 200 gramas, mais 300, 500, 300... fim do ano mais 10... temos 20 quilos a mais fácil aos 55 anos. Para perder isso, minha amiga, é uma jornada sem fim. Vale mais a pena você se educar e não começar a acumular. Acumulou dois, voltou para o peso saudável. Está com 15 a mais? Terá que chegar no peso saudável, que você e seu médico saberão qual é.

Vamos começar com dicas essenciais para que você não apenas se sinta mais bonita, mas, acima de tudo, mais saudável e plena. Tudo com calma. Já fomos desesperadas, lembram? Agora, somos maduras!!!

CAPÍTULO 16: Alimentação para a maturidade - nutrientes essenciais

Quais nutrientes são essenciais durante a menopausa e como a alimentação afeta essa fase?

Certos alimentos podem contribuir para a modulação hormonal. Ainda não é cientificamente constatado, mas muita mulher sente os efeitos e benefícios quando comem, portanto, tem algo aí.

A soja e seus derivados, por exemplo, contêm isoflavonas, que são fitoestrogênios capazes de imitar o estrogênio no organismo. O consumo regular de soja, tofu e leite de soja pode ajudar a aliviar sintomas como os fogachos (ondas de calor) e a irritabilidade. Além disso, sementes de linhaça, pêssego, gengibre, nozes e gergelim também são boas fontes de fitoestrogênio que auxiliam na regulação hormonal.

Em seu livro *O cérebro e a menopausa*, a sra. Lisa Mosconi introduz o conceito de **neuro nutrição**, evidenciando como os alimentos não apenas fornecem energia, mas também se tornam a estrutura do cérebro. Nutrientes específicos, como ácidos graxos ômega-3, antioxidantes e fibras, são cruciais para a saúde cerebral. Os ômega-3, por exemplo, são essenciais para a formação das membranas das células nervosas e proteção contra a atrofia cerebral relacionada à demência. Já os antioxidantes, presentes em frutas e vegetais coloridos, combatem o estresse oxidativo, um fator-chave no declínio cognitivo e inflamação.

A Sociedade Europeia de Cardiologia incentiva que as pessoas adotem as hortaliças, ou seja, plantas cultivadas em hortas, como a base de sua alimentação. Pode ser uma boa iniciativa colocar uma horta vertical na sua casa. Ter alguns legumes e verduras cultivados em casa pode ser o incentivo que você precisa para ter sempre alimentos frescos e saudáveis à disposição. Além disso, é uma delícia cultivar plantas e ter algumas delas espalhadas por perto.

Na menopausa, você não pode abrir mão do leite e laticínios, de preferência, desnatados. Quem tem intolerância à lactose, existem várias opções atualmente. Precisamos ter cálcio suficiente para proteger nossos ossos.

Proteína também é muito importante, porque ela ajuda que a gente se previna das perdas musculares, que acontecem com a falta de estrogênio, a manter o peso saudável, a estabilizar a taxa de açúcar no sangue, entre outros fatores.

Segundo a literatura médica, a mulher madura deve comer 1-1.2g proteína/kg por dia. Não precisa se entupir de proteína. Por exemplo: peso 70kg. Preciso de 70g, máximo de 80g de proteína por dia para o meu organismo sobreviver, para atender o que ele precisa. Volto a dizer que essa é uma tabela de nutrição e médica, não estou inventando. Quanto aos vegetais, sempre à vontade.

O segredo é comer de tudo, mas poucas quantidades. Nosso organismo não precisa de tanta comida. Guloseimas, então, não precisa mesmo. Podemos, claro, comer uma coisinha ou outra, mas façamos isso em momentos especiais e compre o melhor chocolate, o melhor sorvete, o melhor bolo… saboreie… tem que ser uma iguaria, não mastigar como um trator, risos, colocar para dentro e não ter prazer nenhum. Pense nisso. Eu também vivo esse processo de entendimento e troca da quantidade pela qualidade.

Quanto ao consumo de álcool, um alerta importante vem da Associação Europeia para o Estudo da Obesidade: ingerir mais de sete gramas de álcool por dia está associado ao aumento do risco de síndrome metabólica, condição que, especialmente a partir da perimenopausa, envolve hipertensão arterial, altos níveis de açúcar no sangue, excesso de gordura abdominal e níveis anormais de colesterol. Esses fatores elevam significativamente as chances de doenças como coronariopatias, diabetes, derrames e até mesmo diversos tipos de câncer.

Para entender melhor o teor alcoólico das bebidas, uma taça pequena de vinho (100 ml), uma lata de cerveja (375 ml) ou uma dose de uísque (30 ml) contém aproximadamente dez gramas de álcool puro.

A OMS recomenda que ninguém ultrapasse o consumo de dois drinques por dia, embora essa orientação seja controversa, já que não existe um nível seguro de consumo recomendado para todas as pessoas. Além disso, é essencial considerar as calorias: uma taça de vinho, por exemplo, contém cerca de 100 calorias.

A hidratação nunca deve ser subestimada, especialmente durante a menopausa. Mudanças hormonais podem afetar a pele e as mucosas, tornando o corpo propenso à desidratação. A água é importante não só para manter a pele saudável, mas também para ajudar na digestão e no controle do peso. Uma boa dica é incluir na sua dieta alimentos ricos em água, como melancia, pepino e alface, além de beber bastante água ao longo do dia. Além disso, existem aplicativos que enviam lembretes para que você não esqueça de beber água. Com o passar dos anos, os mecanismos cerebrais que reconhecem a sede vão diminuindo, portanto, cabe a nós lembrar que devemos tomar água. Maduros e idosos podem ter tendência à desidratação.

As fibras também desempenham um papel crucial nesse período. Elas ajudam na digestão, no controle do colesterol e no bom funcionamento do intestino. Frutas como maçã, pera e abacaxi, além de vegetais e leguminosas como lentilhas e feijão, são ricas em fibras e podem ser incluídas facilmente no seu dia a dia.

Os fitoestrogênios (estrogênios vegetais) recebem muita atenção por beneficiar mulheres na perimenopausa, como já disse. Embora precisemos de mais pesquisas sobre fitoprogesteronas (progesterona vegetal), não custa nada incluir algumas dessas boas fontes como parte de uma dieta de alimentos integrais: agrião, folhas de mostarda, rúcula, espinafre, salsinha, coentro, salsão e frutas cítricas.

Uma dica superespecial é a dieta mediterrânea.

A dieta mediterrânea emerge não apenas como um legado cultural dos países banhados pelo mar Mediterrâneo, mas também como um modelo alimentar amplamente reconhecido por seus benefícios à saúde, atravessando gerações e culturas.

Sua composição rica e variada transcende a simples noção de nutrição, estabelecendo-se como uma abordagem holística que promove longevidade e bem-estar. Entre suas inúmeras contribuições, destaca-se seu impacto na redução dos sintomas da menopausa, um período de transição fisiológica que marca o fim do ciclo reprodutivo feminino. E existem estudos para isso!

Com raízes que remontam à antiguidade, o padrão alimentar mediterrâneo integra uma riqueza de alimentos frescos e naturais, que combinam sabores, texturas e propriedades nutricionais inigualáveis. Baseando-se em alimentos como verduras, legumes, frutas, azeite de oliva, cereais integrais e fontes proteicas de alta qualidade, esta dieta é mais do que um cardápio; é uma celebração da alimentação consciente e equilibrada.

O azeite de oliva, por exemplo, destaca-se por ser uma fonte excepcional de ácidos graxos ômega-3 e vitaminas antioxidantes como a K e a E, elementos que desempenham um papel fundamental na prevenção de doenças cardiovasculares, muitas vezes exacerbadas durante a menopausa.

Cereais integrais, outro pilar desta dieta, auxiliam no controle dos índices glicêmicos, evitando picos e quedas abruptas de glicose que podem intensificar alterações hormonais típicas desse período.

Já as frutas e verduras, com sua abundância em vitaminas, minerais e compostos bioativos, agem como antioxidantes naturais, promovendo não apenas a saúde celular, mas também melhorando a absorção de nutrientes essenciais. Esses elementos contribuem para a estabilidade metabólica e emocional das mulheres na menopausa, ao mesmo tempo em que fortalecem o sistema imunológico e reduzem inflamações sistêmicas.

A dieta mediterrânea não se limita ao impacto físico.

Ao incorporar práticas alimentares que priorizam frescor, sazonalidade e preparo cuidadoso, ela oferece um espaço de reconexão com o ato de comer, transformando cada refeição em um ritual de autocuidado. Essa relação harmoniosa com a alimentação pode ser particularmente significativa durante a menopausa, um momento em que o corpo e a mente pedem atenção especial.

Ao incorporar práticas alimentares que priorizam frescor, sazonalidade e preparo cuidadoso, ela oferece um espaço de reconexão com o ato de comer, transformando cada refeição em um ritual de autocuidado.

E o consenso científico sobre ela é claro: a adesão ao padrão alimentar mediterrâneo não só pode reduzir os sintomas da menopausa como também potencializa a saúde geral da mulher. Além de atuar como um modulador hormonal natural, ele pode diminuir riscos associados a doenças cardiovasculares, osteoporose e declínios cognitivos. Mas isso não sou eu quem falo, são pesquisas que mostram efeitos em pacientes. Como disse, por que não tentar?

Mulheres que incorporam a dieta mediterrânea ao seu estilo de vida não apenas abraçam um modelo alimentar funcional, mas também um aliado que dialoga com as necessidades de seus corpos em transformação. O equilíbrio proporcionado por essa dieta transcende a nutrição básica, oferecendo uma abordagem preventiva e restauradora que é, ao mesmo tempo, uma expressão de cuidado e respeito com a própria saúde.

À medida que mais estudos aprofundam o conhecimento sobre os benefícios dessa dieta no contexto da menopausa, sua relevância cresce como um componente-chave para mulheres que desejam navegar por essa transição com leveza, vitalidade e bem-estar.

A dieta mediterrânea, ao unir tradição e ciência, posiciona se como um farol de saúde em meio às mudanças que a menopausa inevitavelmente traz, resgatando a essência do que significa nutrir o corpo e a alma.

E existem vários estudos sobre ela!

O "Mediterranean Diet and Menopause: A Review of the Literature" revisa várias pesquisas que conectam a dieta mediterrânea ao manejo de sintomas da menopausa, como alterações no peso corporal e risco cardiovascular. O "The Mediterranean Diet and Its Role in Women's Health During the Menopausal Transition" é um artigo que examina o impacto específico da dieta mediterrânea nas mulheres durante a transição para a menopausa, com foco na saúde óssea e no controle de peso.

Por fim, não podem faltar aquelas listinhas de dicas que gosto de dar:

- **Coma pequenas porções de comida mais vezes ao dia:** isso ajuda a manter o metabolismo ativo e evita picos de fome que podem resultar em escolhas alimentares menos saudáveis.
- **Evite alimentos ultraprocessados e ricos em açúcar:** eles podem causar picos de insulina e levar ao aumento de peso, além de não oferecerem os nutrientes necessários para o seu corpo.
- **Aposte em gorduras boas:** o abacate, as oleaginosas (como nozes e amêndoas, mas sem excesso) e o azeite de oliva são ótimas fontes de gorduras saudáveis que ajudam a controlar o colesterol e mantêm a pele bonita.
- **Inclua alimentos ricos em antioxidantes:** frutas como amoras, morangos e uvas são ricas em antioxidantes, que ajudam a combater os radicais livres e promovem a saúde geral.
- **Pratique atividade física:** não podemos esquecer da importância do exercício físico! Além de ajudar no controle de peso, ele também ajuda a reduzir a ansiedade e a melhorar o sono. A caminhada acelerada é comprovadamente eficaz para estimular a produção de endorfina e serotonina, neurotransmissores associados à sensação de bem-estar e regulação do humor.

CAPÍTULO 17: Dietas e mitos - alimentação para a saúde hormonal

Desmistificando dietas e orientações nutricionais para a saúde hormonal

Sal e açúcar branco.

O sal é um dos que mais contribuem para problemas cardiovasculares, como pressão alta, derrames e doenças renais. Ele está presente em quase tudo, muitas vezes de forma silenciosa. Não estamos falando apenas do sal de cozinha, aquele que adicionamos nas refeições, mas do sal oculto em alimentos industrializados: pães, molhos prontos, embutidos, queijos, lanche e até em doces industrializados.

O consumo excessivo sobrecarrega o sistema cardiovascular e pode levar a complicações sérias a longo prazo. É por isso que ele merece o rótulo de "vilão". A solução? Substituir pelo uso de ervas frescas, especiarias e temperos naturais, que realçam o sabor sem prejudicar a saúde.

Já o açúcar refinado é mais do que um simples ingrediente calórico. Ele age como um verdadeiro "veneno" silencioso no corpo. Quando consumido em excesso, provoca picos de glicose no sangue, aumentando a produção de insulina e, com o tempo, pode levar à diabetes tipo 2 e obesidade, além de estar associado a inflamações crônicas que favorecem o desenvolvimento de doenças como câncer e Alzheimer. E não para por aí: o açúcar alimenta um ciclo vicioso, já que gera uma sensação momentânea de prazer e energia, mas logo depois causa queda abrupta de energia, levando ao consumo repetido.

É importante lembrar que o açúcar refinado também está escondido em muitos alimentos processados. Um iogurte saborizado, por exemplo, pode conter tanto açúcar quanto um refrigerante. Bebidas energéticas, barras de cereais, pães industrializados e molhos prontos são outras fontes que muitas vezes passam despercebidas.

A boa notícia é que há alternativas viáveis para minimizar os danos. No lugar do açúcar refinado, podemos apostar em frutas frescas ou secas (mas são super calóricas) para adoçar sobremesas, usar mel com moderação (lembrando que ele também é calórico, mas mais natural), e adoçantes como xilitol. Além disso, é uma oportunidade para reeducar o paladar, diminuindo a dependência de sabores extremamente doces.

Reduzir o sódio, seja o sal de cozinha ou o de alimentos processados, diminui o risco de hipertensão, doenças cardíacas e insuficiência cardíaca, além de baixar a pressão arterial.

E, por mais que o mercado esteja cheio de promessas de suplementos milagrosos para aliviar os sintomas da menopausa, a verdade é que eles não são a solução para todos os problemas e ninguém sabe direito como funcionam.

O uso indiscriminado de suplementos, sem a orientação de um profissional de saúde, não indico. Procure um profissional que a oriente. Existem suplementos ótimos, mas também outros péssimos. O ideal é buscar os nutrientes necessários por meio de uma alimentação balanceada e suplementar com orientação de nutricionista.

A nutrição na menopausa é envolta em mitos e verdades que influenciam a qualidade de vida das mulheres nesse período. Com a queda do estrogênio, é comum associar todas as mudanças metabólicas e corporais ao déficit hormonal, mas a ciência aponta um quadro multifatorial que inclui estilo de vida, predisposição genética e escolhas alimentares.

Um mito recorrente é que "a reposição hormonal resolve todos os problemas da menopausa". Embora a terapia hormonal seja eficaz para alguns sintomas, ela não é uma solução universal e deve ser avaliada individualmente, considerando riscos e benefícios.

Outro equívoco comum é a ideia de que "dietas restritivas são a melhor saída para controlar o peso".

Dietas muito restritivas podem causar o efeito sanfona e agravar a perda de massa muscular, já acelerada nessa fase. O ideal é adotar uma alimentação rica em frutas, vegetais, grãos integrais e proteínas magras, além de moderar o consumo de álcool e alimentos ultraprocessados.

No meio de tantos mitos, vamos falar das verdades.

Um exemplo de abordagem eficiente é a dieta *plant-based*, que dá prioridade a alimentos frescos e não processados. Anote: açafrão, azeite de oliva, frutas vermelhas (amora, mirtilo, cranberry, framboesa e morango), ameixa preta, açaí, linhaça, nozes, aveia, pepino, sálvia, semente de abóbora.

E tem mais: brócolis é rico no antioxidante sulforafano, espinafre é rico em vitamina E, o limão possui limoneno, um dos principais antioxidantes, e tomate possui licopeno, um antioxidante natural. Agora, vamos falar um pouco do prato do brasileiro: arroz, feijão e salada.

Entre as verdades, destaca-se a importância do cálcio e da vitamina D para a saúde óssea. Com o aumento do risco de osteoporose, alimentos como laticínios, vegetais verdes escuros e peixes ricos em cálcio, aliados à exposição solar moderada, são indispensáveis para a manutenção da densidade óssea.

Outro ponto crucial é a microbiota intestinal, frequentemente negligenciada. Uma flora intestinal saudável regula não apenas a digestão, mas também o sistema imunológico e o metabolismo. Alimentos ricos em fibras e prebióticos, frutas, vegetais e cereais integrais devem ser priorizados.

Finalmente, é verdade que a menopausa exige uma atenção redobrada ao equilíbrio emocional e à saúde mental. A nutrição desempenha um papel essencial ao oferecer suporte por meio de alimentos ricos em triptofano, como nozes, sementes e peixes, que ajudam na produção de serotonina, o "hormônio da felicidade".

CAPÍTULO 18: Exames de rotina, Inteligência Artificial e medicina preventiva

A importância dos exames para entender os níveis hormonais e detectar doenças

Infelizmente, não fomos ensinadas sobre a importância da prevenção. Começamos a perceber um problema de saúde só quando ficamos doentes. Mas a doença já estava dentro de nós há muito tempo. Observar o nosso corpo é um treinamento que temos que fazer a vida toda, desde jovens. O paciente ativo é aquela pessoa consciente, que toma para si a responsabilidade do tratamento e da prevenção.

A medicina está evoluindo super-rápido para a Inteligência Artificial mapear e descobrir doenças, antes de sentirmos dor ou incômodo, através do cruzamento de dados entre milhões de pacientes, em segundos. A IA gerará mais produtividade, eficiência, precisão, fluxo de trabalho e velocidade. Acho que você já está vendo notícias desses mapeamentos, não é?

O dr. Eric Topol, cardiologista, fundador e diretor do Scripps Research Translational Institute, há muito tempo anuncia essa convergência entre tecnologia e medicina. No seu livro *Deep Medicine: How Artificial Intelligence Can Make Healthcare Human Again*, o dr. Topol explora como a IA transformará quase tudo como os médicos fazem hoje. O livro é excelente e indico. Ele defende o advento da tecnologia para que os profissionais, muitos exaustos, ganhem tempo para clinicar, conectarem-se com os pacientes, como era feito no passado.

Uma das principais áreas de atuação da IA, hoje, é no reconhecimento de padrões por máquina para promover a leitura rápida e precisa de exames médicos, lâminas, lesões de pele, detecção de pequenos pólipos durante a colonoscopia e muito mais. Outra é a liberação do teclado ou o uso do processamento de linguagem natural da fala para sintetizar notas.

O cardiologista explica que já estão usando a IA para detectar lesões potencialmente letais em mamografias e os cientistas também estão desenvolvendo sistemas que podem diagnosticar doenças comuns na infância, prever se uma pessoa desenvolverá Alzheimer, monitorar doenças como esclerose múltipla e Parkinson.

"Pela primeira vez, temos métricas objetivas em tempo real para estado de espírito e humor, como tom de fala, padrão de respiração, teclas e comunicação de smartphones e atividade física. Aprendemos que as pessoas preferem compartilhar seus segredos mais íntimos com um avatar do que com um ser humano", conta.

Ele acredita que robôs e IA poderão ajudar na precisão de microcirurgias delicadas, como já foi visto com a retina. "Haverá robôs melhores para cirurgia do que os que temos agora, mas isso não eliminará a necessidade de cirurgiões humanos. Isso apenas aumentará o desempenho dos humanos."

Toda essa introdução sobre a IA e dados foi para que você entendesse o caminho da medicina nas próximas décadas, pudessem sacar que exames de rotina podem salvar a nossa vida, detectando com antecedência o que nem imaginávamos.

Sobre hormônios, fiz um bate-bola com a ginecologista e obstetra, dra. Tânia Schupp, mestre e doutora pela USP, especialista em medicina fetal e reprodução humana, sobre exames e, inclusive, a possibilidade de gravidez na perimenopausa, quando os ciclos ficam irregulares.

Entrevista com a dra. Tânia Schupp

MC: Doutora, quais são os exames que as mulheres maduras precisam fazer todo ano?

Dra. Tânia Schupp: Todas mulheres acima de 40 anos devem fazer exames de rotina anualmente que incluem mamografia, USG mama, USG transvaginal, papanicolau e exames de sangue. Podemos também acrescentar nesses exames o USG de abdômen total e o USG de tireóide. A colonoscopia, que atualmente é o segundo câncer que acomete as mulheres, também deve ser feito pelo menos uma vez a cada 5 a 10 anos.

MC: Esses exames conseguem identificar a chegada da menopausa?

Dra. Tânia Schupp: Os exames de dosagem hormonal que devem ser feitos anualmente após os 40 anos (FSH, LH, Estradiol, Progesterona, Prolactina) conseguem detectar o início da falência ovariana que termina com a menopausa (que é definida com 12 meses após a última menstruação).

MC: Quem usa algum método contraceptivo, no caso DIUs que bloqueiam a menstruação, como consegue saber que a menopausa está chegando?

Dra. Tânia Schupp: Quem usa métodos anticoncepcionais que não menstruam como o DIU medicamentoso (Mirena ou Kylenna) ou anticoncepcional oral sem fazer pausa entre as cartelas consegue saber se está no climatério, que é o período que já tem uma falência hormonal, fazendo a dosagem dos hormônios. O primeiro hormônio nas mulheres que começa a cair é a testosterona, seguida da progesterona e por último o estradiol, estrogênio.

MC: Quais são as chances dessa mulher — que não usa nenhum método contraceptivo — ainda engravidar no susto nessa fase?

Dra. Tânia Schupp: As chances de uma mulher que já apresenta uma alteração hormonal indicativa de falência ovariana (que é a elevação do FSH) engravidar de modo espontâneo são muito baixas, por volta de 1 a 2%.

MC: Eu venho pensando que a mulher que engravida com 44, 45 anos... tem muito pouco tempo entre o fim da gestação e toda baixa hormonal e a talvez a entrada na perimenopausa...

Dra. Tânia Schupp: Uma mulher que engravida espontaneamente por volta dos 44/45 anos, deve ser a mulher que a menopausa vai ocorrer mais tardiamente.

MC: É muito prejudicial para a mulher em termos de saúde física e emocional?

Dra. Tânia Schupp: Ser mãe em uma idade mais avançada tem vários fatores relacionados, como o desejo da maternidade, a valorização dessa gestação que normalmente ocorre por fertilização in-vitro, os riscos da gestação em idades mais avançadas, como o diabetes gestacional, a pré-eclâmpsia, riscos de anomalias cromossômicas fetais... Mas normalmente essas mulheres que engravidam mais tarde são saudáveis e vão continuar sendo saudáveis. Do ponto de vista de saúde, não é prejudicial ser mãe mais tarde. Do ponto de vista emocional, isso é muito individual. Tem que ver o quanto essa gestação era desejada.

MC: Você foi a médica que me indicou a reposição hormonal ainda na perimenopausa e me explicou sobre a janela de oportunidade... Poderia explicar para as leitoras?

Dra. Tânia Schupp: A época ideal de iniciar a reposição hormonal é no climatério, na perimenopausa, fase que a mulher ainda está menstruando, mas já apresenta diminuição da produção hormonal e poucos sintomas. Normalmente reclamam de diminuição da disposição, cansaço, diminuição da libido, insônia. A janela de oportunidade é definida pelo tempo do início da menopausa e a introdução da reposição hormonal, esse tempo é de até 10 anos. Uma mulher que entrou na menopausa e ficou mais de

10 anos sem fazer reposição hormonal, se iniciar a reposição, ela terá mais malefícios que benefícios.

MC: Muitas mulheres me perguntam se vão passar por sintomas a vida inteira?

Dra. Tânia Schupp: O principal sintoma da menopausa são as ondas de calor (fogachos) que ocorrem em 85% das pacientes, mas outros sintomas são importantes e desconfortáveis também, como insônia, diminuição da libido, da disposição, atrofia vaginal, infecção urinária de repetição, diminuição da massa muscular. A maioria desses sintomas são progressivos com a idade, só as ondas de calor que costumam melhorar normalmente após uns 5 anos, mas existem exceções em mulheres que mantêm as ondas de calor por vários anos.

MC: E a reposição? Faremos a vida toda?

Dra. Tânia Schupp: Mulheres que fazem reposição hormonal devem, como todas as mulheres, fazerem seus exames anuais de rotina e se estiverem todos bem e a paciente bem, a reposição hormonal poderá ser feita pela vida toda, não há mais tempo máximo que a reposição hormonal tem que ser usada.

Importante ressaltar que os estudos sobre a menopausa estão a todo vapor no mundo todo de medicamentos, inclusive sem hormônios, devem ser lançados nos próximos anos. Tudo isso já está em fase final de aprovação. Farmacêuticas estão investindo tudo para sair primeiro com o "melhor" alívio para a mulher. A gente, claro, agradece.

CAPÍTULO 19: Sono e menopausa - restabelecendo o ciclo do descanso

Como a menopausa impacta o sono e estratégias para melhorar a qualidade do descanso

Vou falar um pouco sobre o sono, sua importância e os impactos que ele tem em nossa saúde. Quase tudo que descrevo neste capítulo aprendi em entrevistas com a médica ginecologista, pós-doutora pela Universidade Federal de São Paulo, dra. Helena Hachul, especialista em saúde da mulher, sono e menopausa. Ela é chefe do setor do sono na mulher na Unifesp. Também atua como professora da Faculdade Israelita de Ciências da Saúde, Albert Einstein.

Começo com uma reflexão: por que passamos um terço de nossas vidas dormindo? A resposta está na função essencial do sono para a nossa saúde física e mental. Durante o sono, nosso corpo se recupera, nossas funções são restabelecidas, nossa imunidade é reforçada, a memória consolidada e até a saúde da pele é beneficiada. Ou seja, não dormir o suficiente pode gerar prejuízos significativos à nossa saúde e qualidade de vida.

É interessante destacar que a privação de sono, seja dormir menos de quatro horas ou mais de dez horas por noite, está associada a maiores riscos de mortalidade. Estudos mostram que um padrão de sono cronicamente inadequado é altamente prejudicial ao corpo, interferindo na capacidade de reparação do organismo e até contribuindo para ganho de peso e outros problemas metabólicos. Hoje, sabemos que existe uma relação direta entre falta de sono e obesidade, algo que não era tão discutido há uma década.

Cada pessoa tem uma necessidade individual de sono, e é essencial respeitar essa variabilidade. Existem os "matutinos", que preferem dormir e acordar cedo, e os "vespertinos", que funcionam melhor dormindo e acordando tarde. Há ainda os "curtos dormidores", que precisam de apenas 5 ou 6 horas de sono, e os "grandes dormidores", que necessitam de 10 horas.

Apesar da inveja que muitos sentem dos curtos dormidores, não adianta tentar se forçar a se encaixar em um padrão que não é o seu. Descobrir a quantidade ideal de sono é um exercício pessoal e pode ser feito durante períodos sem pressão de horários, como em férias, permitindo que você durma e acorde espontaneamente.

Além disso, é útil manter um diário do sono, anotando quantas horas você dormiu e como se sentiu no dia seguinte. Isso ajuda a identificar sua necessidade pessoal de descanso.

Também é importante entender que o sono tem estágios diferentes, cada um com sua função específica. O estágio inicial é o sono superficial, aquele em que você pode até questionar se realmente adormeceu; em seguida, há o sono profundo, o momento de descanso físico intenso e o sono REM, que é crucial para a consolidação da memória e quando ocorrem os sonhos. Durante o sono REM, nossos olhos se movem rapidamente, e é por isso que, muitas vezes, lembramos do último sonho ao acordar.

Por outro lado, a falta de sono REM pode impactar seriamente a memória, algo observado em condições como Alzheimer ou até em momentos como a menopausa, em que os famosos "calorões" interrompem o sono e resultam na sensação de "nevoeiro mental". Esse fenômeno, conhecido como *brain fog*, em inglês, pode ser aliviado ao melhorar a qualidade do sono. Para avaliar a fundo a saúde do sono, é possível realizar exames como a polissonografia, que monitora diversas funções enquanto dormimos, mesmo que a experiência não seja tão confortável quanto dormir em casa.

Dormir bem não é apenas um luxo, mas uma necessidade vital para viver com saúde e qualidade. Conhecer seu padrão de sono e respeitá-lo é uma forma de autocuidado essencial. Afinal, um corpo descansado e uma mente clara nos preparam melhor para enfrentar os desafios do dia a dia.

O sono é essencial para a nossa recuperação física e mental, mas, muitas vezes, problemas ocultos podem atrapalhar essa restauração e prejudicar nossa saúde. Distúrbios como apneia, bruxismo ou movimentos involuntários das pernas podem ser confundidos com insônia. Por isso, é importante investigar profundamente a qualidade do nosso sono, e uma ferramenta valiosa para isso é a polissonografia. Eu já fiz algumas vezes. Não é confortável, mas é muito importante. Faça no hospital. Em casa, não acho que funciona.

Esse exame monitora a noite inteira de sono, mesmo que você durma apenas por um curto período. Ele identifica problemas como apneia do sono, que ocorre quando as vias aéreas superiores se obstruem, fazendo com que a pessoa pare de respirar por alguns segundos. Essa interrupção força o corpo a superficializar o sono para retomar a respiração, o que impacta diretamente a qualidade do descanso.

Além disso, o bruxismo, caracterizado pelo ranger dos dentes, também interfere na qualidade do sono e pode causar desconforto físico e até problemas dentários.

Dormir bem não é apenas um luxo, mas uma necessidade vital para viver com saúde e qualidade. Conhecer seu padrão de sono e respeitá-lo é uma forma de autocuidado essencial. Afinal, um corpo descansado e uma mente clara nos preparam melhor para enfrentar os desafios do dia a dia.

Os ciclos do sono são processos neurofisiológicos fundamentais para a homeostase do organismo, influenciando diretamente o estado de alerta e o funcionamento cognitivo ao longo do dia. Em uma noite saudável, um indivíduo atravessa de quatro a cinco ciclos de sono, cada um com duração média de 90 a 120 minutos, compostos por diferentes estágios categorizados em sono não REM (NREM) e sono REM (movimento rápido dos olhos). Estou repetindo isso porque o sono REM, que ocorre predominantemente nas últimas horas da noite, é associado à ativação cortical elevada e ao processamento de memórias declarativas e emocionais. Durante esse estágio, há aumento da atividade neuronal no córtex pré-frontal e no sistema límbico, enquanto os mecanismos de atonia muscular previnem a atuação física dos sonhos. Esse estágio também desempenha papel crítico na neuroplasticidade.

Ficar no celular ou acordar muitas vezes à noite pode gerar prejuízo na consolidação sináptica, elevação dos níveis de cortisol, alterações na função executiva e no humor, além de disfunções metabólicas e cardiovasculares a longo prazo. Esses efeitos ilustram a interdependência entre a integridade dos ciclos do sono e a saúde física e mental.

As demandas da vida moderna, especialmente para mulheres que acumulam múltiplas funções — cuidando de filhos, pais, trabalho e estudos —, frequentemente levam à privação de sono.

Essa "dívida de sono" não pode ser compensada completamente em apenas um ou dois dias de descanso. O ideal é buscar um equilíbrio diário, garantindo um tempo adequado para o descanso. A privação crônica tem efeitos graves, comparáveis à apneia obstrutiva do sono, e pode levar a prejuízos cognitivos, déficits de atenção, problemas imunológicos, ganho de peso e até maior risco de doenças cardíacas e diabetes.

Um ponto interessante é o impacto do sono no peso. Enquanto dormimos, nosso metabolismo entra em ação e libera hormônios que ajudam a perder peso. Estudos mostram que a privação de sono está associada ao ganho de peso, criando um ciclo vicioso: dormir mal leva ao ganho de peso, que por sua vez aumenta o risco de apneia, agravando ainda mais o problema.

E é superimportante diferenciar a insônia de outros problemas do sono.

A insônia é caracterizada por dificuldade em dormir pelo menos três vezes por semana, por três meses consecutivos, acompanhada de prejuízo no dia seguinte, como cansaço extremo ou dificuldade de concentração. Já episódios ocasionais de noites maldormidas devido à ansiedade pontual, como antes de uma prova ou entrevista, não configuram insônia. Entender essas diferenças é crucial para buscar o tratamento correto e melhorar a qualidade de vida.

O sono não é apenas um momento de descanso, mas um processo ativo de restauração que influencia diretamente nossa saúde física, mental e emocional. Investigar e cuidar do sono deve ser uma prioridade, especialmente quando sintomas como cansaço persistente ou falta de energia se tornam frequentes. Afinal, acordar com energia é como iniciar o dia com a bateria de um celular completamente carregada, pronta para enfrentar os desafios. Se isso não está acontecendo, é hora de buscar ajuda especializada.

Durante o sono, nosso corpo regula hormônios importantes como a leptina, que ajuda a controlar a saciedade e, consequentemente, o peso. Quando dormimos bem, esses hormônios entram em equilíbrio, mas a privação de sono ou distúrbios podem gerar um desbalanço, contribuindo para ganho de peso e outras disfunções metabólicas. Isso explica por que dormir bem é essencial, não apenas para a saúde mental, mas também para o controle do peso e bem-estar físico.

O sono é um mecanismo de homeostase, um momento em que corpo e mente se reequilibram. Quando há problemas de sono, como a incapacidade de entrar no estágio REM, que é crucial para a consolidação da memória, o corpo não consegue realizar esse "ajuste noturno".

Em relação ao cronotipo — ou seja, a tendência de cada pessoa ser mais matutina ou vespertina — há uma base genética. Algumas pessoas simplesmente não se adaptam a acordar cedo ou tarde, sendo extremos em seus padrões. Com a idade, contudo, tendemos a nos tornar mais matutinos, o que explica porque muitas pessoas mais velhas preferem realizar atividades pela manhã.

Um método prático para entender melhor nosso sono é monitorar horários e sensações ao acordar, especialmente durante períodos em que não há pressão de horários, como nas férias. Esse "diário do sono" ajuda a identificar quantas horas são necessárias para se sentir pleno e se o problema é uma privação de sono ou um distúrbio específico.

Na vida moderna, um dos grandes vilões do sono é a falta de higiene do sono. Muitas vezes, sacrificamos horas de descanso para concluir tarefas, responder a mensagens ou navegar nas redes sociais.

Esse hábito pode ser altamente prejudicial, pois a luz azul das telas interfere diretamente no ciclo natural do sono e, pior, o conteúdo que consumimos pode nos causar estresse ou agitação, dificultando ainda mais o adormecer. Por isso, é essencial criar uma rotina de desaceleração 2 horas antes de dormir, evitando telas, mensagens e tarefas que demandem alta carga mental.

Com a menopausa, o sono se torna ainda mais desafiador. Mudanças hormonais causam oscilações no humor, ondas de calor (fogachos), flacidez, que leva à noctúria (aumento da necessidade de urinar à noite), e dificuldades em atingir os estágios profundos do sono. Cerca de metade das mulheres na pós-menopausa desenvolvem insônia, mesmo aquelas que antes dormiam bem. Os fogachos, por exemplo, podem fazer a pessoa acordar várias vezes, cobrindo-se e descobrindo-se, o que prejudica a continuidade do sono. Esses sintomas não afetam apenas a mulher, mas podem interferir no sono do parceiro, criando um ciclo de irritação e privação mútua.

A privação de sono ou alterações no padrão de descanso também podem estar relacionadas à depressão. Despertar precoce, por exemplo, pode ser um sinal de depressão, especialmente quando acompanhado de tristeza persistente. Por isso, é importante investigar os sintomas e, se necessário, buscar ajuda médica para um diagnóstico correto. Vale lembrar que, na menopausa, essa associação se intensifica, devido às mudanças hormonais e sociais, como o ninho vazio ou a redefinição de papéis na vida familiar. A queda brutal do estrogênio, para algumas, pode gerar tristeza, ansiedade e até depressão.

Um ponto recorrente é que, na correria do dia a dia, o sono é uma das primeiras coisas sacrificadas. Mulheres, em especial, têm o hábito de priorizar as necessidades dos outros — filhos, companheiros, pais — em detrimento de suas próprias. Isso leva à privação de sono e, muitas vezes, ao abandono do autocuidado. É crucial resgatar a ideia de que cuidar de si mesma não é egoísmo, mas sim um passo essencial para ter energia e saúde suficientes para cuidar dos outros. Afinal, como foi dito, a potência que existia no passado ainda está ali, mas pode precisar de um esforço consciente para ser reativada.

O sono é um processo biológico extremamente complexo e influenciado por diversos fatores, desde hormonais a ambientais. Uma das razões pelas quais o exercício físico melhora a qualidade do sono é que ele estimula a liberação de endorfina e serotonina, promovendo uma sensação de bem-estar, além de aumentar a produção de adenosina, que contribui para o estado de sonolência à noite.

Nosso corpo regula o sono por dois mecanismos principais: o ciclo circadiano, que responde à luz do dia e estimula a produção de melatonina quando escurece, e o acúmulo de adenosina, que aumenta a pressão para dormir quanto mais tempo permanecemos acordados. Por isso, é importante evitar cochilos excessivos durante o dia e buscar exposição à luz natural para alinhar nosso relógio biológico.

Um ambiente bem iluminado durante o dia é essencial para informar ao corpo que é hora de estar ativo. Trabalhar em lugares fechados, como shoppings ou escritórios sem janelas, pode confundir o organismo, dificultando o sono à noite. Por outro lado, à medida que nos aproximamos da hora de dormir, é importante reduzir a luz artificial, criando um ambiente de baixa luminosidade e silêncio, o que ajuda a preparar o corpo para o descanso.

Além disso, manter uma rotina consistente é vital. Assim como fazemos com bebês, estabelecendo horários fixos para banho, alimentação e descanso, os adultos também precisam de regularidade para dormir bem. Evitar variações grandes no horário de dormir e acordar ajuda o organismo a entrar em um ritmo previsível, favorecendo a qualidade do sono. A falta de rotina pode confundir o corpo, prejudicando a capacidade de adormecer e de permanecer dormindo.

A higiene do sono consiste em práticas simples e eficazes para melhorar o descanso. Selecionei algumas dicas sobre qualidade do sono nessa fase, que a dra. Helena Hachul me passou:

- **Evitar luz artificial:** celulares, TVs e computadores devem ser evitados pelo menos duas horas antes de dormir. A luz azul emitida por esses dispositivos inibe a produção de melatonina, prejudicando o início do sono. A melatonina, já naturalmente presente no corpo, precisa de condições adequadas para ser liberada.
- **Evitar álcool antes de dormir:** embora bebidas alcoólicas possam dar a sensação de relaxamento, elas alteram a estrutura do sono, resultando em um descanso não restaurador. Consuma com moderação e evite fazer do álcool um recurso para induzir o sono.
- **Criação de um ambiente adequado:** o quarto deve ser silencioso, escuro e confortável. Barulhos externos podem causar microdespertares, prejudicando a continuidade do sono. Se possível, use tampões de ouvido ou máquinas de som branco para neutralizar ruídos. Máquinas de som branco são dispositivos eletrônicos projetados para emitir um som contínuo e uniforme que cobre uma ampla faixa de frequências audíveis. Esses sons são percebidos como um ruído constante, semelhante ao barulho de um ventilador, do vento ou de água corrente, e têm a capacidade de mascarar outros sons externos, reduzindo a percepção de ruídos disruptivos e promovendo ambientes mais calmos e propícios ao relaxamento, concentração ou sono.

- **Reserve a cama apenas para dormir:** evite usar a cama para trabalhar, assistir TV ou mexer no celular. Isso ajuda o cérebro a associar o local exclusivamente ao descanso. Se você não estiver com sono, fique em outro ambiente até sentir-se sonolento.
- **Evite longos períodos acordado na cama:** permanecer na cama sem conseguir dormir pode aumentar a ansiedade e associar o ambiente ao estresse. Se você não conseguir dormir em 20 minutos, levante-se, faça algo relaxante e volte para a cama apenas quando estiver com sono.

Muitas pessoas enfrentam dificuldade em implementar essas mudanças devido à rotina agitada ou a preocupações pessoais. Por exemplo, é comum usar o celular na cama para checar redes sociais ou acompanhar notícias. No entanto, isso frequentemente prejudica o sono devido ao conteúdo estressante ou estimulante que consumimos. Nesse caso, uma sugestão prática é criar um "ritual de desligamento", em que você finaliza as atividades do dia fora do quarto e só entra nele com o propósito de descansar.

Além disso, problemas como ansiedade ou dor crônica podem ser barreiras significativas para o sono. Nessas situações, técnicas de relaxamento, meditação ou terapias cognitivas podem ajudar, assim como buscar auxílio médico para tratar condições subjacentes.

Pessoas que passam muito tempo na cama sem dormir podem desenvolver uma relação negativa com o sono, vendo-o como um momento de frustração. Por isso, reduzir o tempo na cama para apenas as horas realmente necessárias ao descanso é uma abordagem recomendada. Isso força o corpo a otimizar o tempo disponível para dormir, ajudando a regular o ciclo do sono e criando um padrão mais saudável.

Vou deixar um modelinho de diário do sono para que você comece a prestar atenção ao seu. Bons sonhos!

Complete de MANHÃ	Seg	Ter	Qua	Qui	Sex	Sáb	Dom
Ontem, eu fui para cama às (horário)							
Na manhã de hoje eu acordei às (horário)							
No total, eu dormi por (horas)							
Eu acordei durante a noite (número de vezes)							

Complete à NOITE	Seg	Ter	Qua	Qui	Sex	Sáb	Dom
Número de bebidas com cafeína hoje							
Horário da última bebida com cafeína							
Exercício físico feito hoje (minutos)							
O que eu fiz uma hora antes de dormir							
Meu humor hoje (0 = péssimo, 10 = ótimo)							

CAPÍTULO 20: Colágeno, seu lindo! Reposição hormonal e alternativas naturais

Opções de reposição hormonal, suas vantagens, riscos e alternativas naturais

Lobas incríveis da minha vida, falar sobre beleza na maturidade é explorar essa proteína fundamental, cheia de benefícios para o nosso corpo: o colágeno.

Mas como ele age? O que fazer quando sua produção começa a diminuir? Suplementos realmente funcionam? E a gelatina? Qual é a quantidade ideal? E os preenchimentos de colágeno, são seguros? Afinal, onde exatamente ele está presente no nosso corpo?

Já dá para perceber a importância do colágeno por termos um capítulo só para ele. O colágeno é uma proteína que funciona como uma "cola" no nosso corpo, ajudando a manter tudo firme e no lugar, como a pele, os ossos e os músculos. Imaginem a massa de um pão... Imaginaram? Ele é como a liga que dá consistência na massa.

O colágeno é feito de três "fitas" de proteínas que se enrolam juntas, formando algo parecido com uma trança. Essas tranças se juntam para criar pequenos fios mais grossos, que dão força e elasticidade às partes do nosso corpo.

Se você pensar no colágeno como uma estrutura, é como uma rede resistente que mantém nosso corpo firme e conectado. Até o nome dele vem do grego e significa "produtor de cola", o que combina bem com o trabalho que ele faz.

Agora imagine 28 tipos dessa "cola", descobertos até hoje, cada um com funções e locais específicos de atuação. Essa proteína de origem animal está presente em diversos tecidos do corpo, como cartilagens, vasos sanguíneos, ossos, dentes, córneas, ligamentos, articulações e tendões. Para muitas de nós, mulheres maduras, a presença (ou ausência) do colágeno é visível, especialmente ao observar os sinais do tempo na pele.

A principal função do colágeno é proporcionar firmeza e elasticidade às partes do corpo que não precisam da rigidez dos ossos, mas que requerem suporte.

Faça o teste: aperte suas orelhas ou empurre a ponta do nariz de um lado para o outro. Percebeu como essas áreas são maleáveis, mas, ao mesmo tempo, resistentes? Essa é a ação do colágeno.

Além disso, ele contribui para a cicatrização, regeneração celular e até na hidratação da pele. Contudo, a partir dos 25, 30 anos, a produção natural dessa proteína começa a cair. Perdemos cerca de 1% a 1,5% de colágeno por ano. O resultado? Rugas, flacidez, perda de elasticidade, aumento de problemas articulares como artrite e artrose, além de riscos maiores de osteopenia e osteoporose. A queda na produção de colágeno tem uma relação direta com a redução dos hormônios sexuais durante o climatério. Outros fatores, como tabagismo, exposição excessiva ao sol, poluição, sedentarismo e alimentação inadequada, também interferem na síntese dessa proteína.

O colágeno é naturalmente produzido pelo corpo a partir da alimentação. Ele é a proteína mais abundante no nosso organismo, representando cerca de 30% de todas as proteínas.

Nosso corpo não absorve colágeno diretamente dos alimentos. Durante a digestão, as enzimas e os ácidos estomacais quebram as moléculas de proteína em aminoácidos, que serão usados para sintetizar colágeno. Esse processo de fragmentação é chamado de hidrólise, e é por isso que muitos suplementos no mercado são chamados de "colágenos hidrolisados": eles já vêm "quebrados" em partículas menores, facilitando a absorção pelo organismo.

Vamos falar agora sobre os tipos de colágeno e de suplementos.

Você toma suplemento de colágeno e não sente diferença? Enquanto isso, sua amiga jura que está bebendo o elixir da juventude. Por que será que isso acontece? Vamos desvendar juntas!

A diferença de percepção sobre os suplementos de colágeno ocorre devido a fatores individuais, como a capacidade de absorção e metabolização de colágeno pelo organismo, que varia com a idade, genética e hábitos alimentares. O colágeno ingerido é quebrado em aminoácidos no trato digestivo e, dependendo das necessidades do corpo, pode não ser direcionado especificamente para a pele ou articulações.

O colágeno, como vimos, é responsável por cerca de um terço do total de proteínas no nosso corpo, mas a proporção entre os diferentes tipos e sua produção variam com a idade.

Por exemplo, a pele jovem é composta predominantemente por colágeno tipo I (80%) e colágeno tipo III (15%). Conforme envelhecemos, essa produção diminui entre 1% e 1,5% ao ano. Além disso, as fibras de colágeno se tornam mais espessas e encurtadas, o que reduz a densidade tanto do colágeno quanto da elastina na derme.

O resultado? A pele perde estrutura e elasticidade, tornando-se mais fina e rígida. Essa perda afeta diretamente a aparência, formando rugas, sulcos e outras mudanças na estrutura do rosto. Para combater esses efeitos, suplementos de colágeno têm como objetivo equilibrar a proporção entre os diferentes tipos dessa proteína no organismo.

Entre os 28 tipos de colágeno conhecidos, quatro são especialmente importantes para nós:

- **Colágeno tipo I:** É o mais abundante no corpo, representando cerca de 90% da massa óssea e 80% da composição da pele. Ele também está presente em tendões, dentes e córneas. Sua função principal é proporcionar resistência aos tecidos. Quando há deficiência desse tipo, surgem rugas, unhas quebradiças, cabelos fracos e problemas relacionados à elasticidade da pele.
- **Colágeno tipo II:** Encontrado nas cartilagens, discos da coluna e olhos, ele tem uma função diferente: atuar como amortecedor nas articulações. Esse colágeno funciona como uma esponja, cedendo água sob pressão e retornando ao estado normal ao aliviar a carga. É essencial para reduzir o atrito entre os ossos e prevenir inflamações articulares. Com o tempo, sua redução causa desgaste, levando a problemas comuns como artrite e artrose, especialmente em áreas como joelhos, quadris e ombros.
- **Colágeno tipo III:** Predominante em órgãos internos, músculos, veias, artérias e até no útero, o tipo III possui fibras mais elásticas e é o primeiro a sofrer queda na produção com o envelhecimento. Ele é essencial para a flexibilidade de tecidos vitais.

- **Colágeno tipo IV:** Este colágeno desempenha um papel estrutural e de filtragem. Suas moléculas não formam fibrilas, mas se conectam em uma espécie de rede semelhante a uma tela de arame, atuando como filtro em membranas basais de órgãos como rins.

Conhecer as diferenças entre os tipos de colágeno ajuda a ajustar expectativas e evitar frustrações com suplementos. Muitas vezes, imaginamos que o colágeno ingerido vai diretamente para a pele, cabelos ou unhas, mas isso não é bem assim. Quem decide onde a proteína será utilizada é o nosso organismo, de acordo com suas necessidades.

Por exemplo, se você está com deficiência de colágeno em cartilagens ou ossos, o corpo pode priorizar essas áreas em vez de usá-lo para melhorar a pele ou fortalecer o cabelo. É por isso que nem sempre percebemos resultados visíveis com suplementos. Além disso, fatores como estilo de vida (fumar, exposição ao sol, alimentação) e saúde geral influenciam diretamente na absorção e utilização do colágeno.

Mesmo o colágeno hidrolisado, que tem moléculas já fragmentadas para facilitar a absorção, não garante efeitos cosméticos imediatos. Ele será processado e distribuído conforme a demanda do organismo.

Por que o colágeno funciona para algumas pessoas e para outras não? Essa diferença de resultados tem várias explicações. A sua amiga pode estar percebendo mudanças porque, no caso dela, o corpo conseguiu direcionar o colágeno para áreas que impactam a aparência, enquanto o seu organismo pode estar priorizando regiões internas, como cartilagens ou ossos. Além disso, fatores como idade, genética, hábitos alimentares e exposição a agentes externos afetam diretamente a produção natural e a resposta ao colágeno ingerido.

Outro ponto crucial é o estado da sua saúde metabólica. Fatores como a capacidade do organismo de absorver nutrientes, o consumo adequado de vitaminas e minerais (especialmente vitamina C, que é fundamental para a síntese de colágeno), e até o nível de hidratação corporal, influenciam significativamente os resultados.

Feitas todas as ressalvas sobre as limitações dos suplementos de colágeno, há sim estudos que demonstram a eficácia do colágeno hidrolisado no combate aos efeitos do envelhecimento da pele. Um exemplo marcante é o estudo "Effects of hydrolyzed collagen supplementation on skin aging: a systematic review and meta-analysis" (Efeitos da suplementação de colágeno hidrolisado no envelhecimento da pele: uma revisão sistemática e meta-análise), publicado no *International Journal of Dermatology*, em 2020. Esse estudo realizado por pesquisadores brasileiros do Centro Universitário de Mineiros, Universidade Federal do Rio Grande do Sul e UNISINOS, avaliou 19 estudos envolvendo 1.125 participantes, entre 20 e 70 anos, sendo 95% mulheres. Os resultados foram claros: a ingestão de colágeno hidrolisado por 90 dias resultou em redução de rugas, melhora da elasticidade e maior hidratação da pele, com os efeitos se mantendo por até quatro semanas após o término da suplementação.

Isso não significa que estamos lidando com um "elixir da juventude". Os resultados são reais, mas surgem a longo prazo. Pense na analogia com a academia: você precisa de dedicação constante para notar os benefícios. A suplementação de colágeno funciona de forma semelhante; não basta um curto período de uso para observar mudanças significativas.

A dose ideal: quantos comprimidos são suficientes? Dermatologista. Você precisa de um profissional para a orientar. Mas só para você ter uma ideia: cada cápsula de colágeno comum contém, em média, 500 mg da substância. Para atingir os 10 gramas diários recomendados, seria necessário ingerir cerca de 20 cápsulas por dia. Convenhamos, é inviável! Por isso, muitas pessoas optam por alternativas mais práticas, como sachês de colágeno em pó, que podem ser manipulados em farmácias.

E a gelatina, resolve? Sim, mas com ressalvas. A gelatina pode ser uma fonte de colágeno, desde que seja incolor e sem adição de açúcar, adoçantes artificiais ou conservantes. Esses aditivos, além de prejudiciais à saúde, contrariam os objetivos de quem busca melhorar a qualidade da pele e dos tecidos.

Produzida a partir do cozimento de tecidos conjuntivos animais, a gelatina contém 98% de proteína complexa e 2% de minerais. Incluir gelatina na dieta pode trazer benefícios adicionais, como auxílio na digestão, propriedades anti-inflamatórias, estímulo à cicatrização de tecidos, baixo teor calórico, além de ser uma fonte de queratina, importante para cabelos e unhas. No entanto, vale lembrar que, assim como com os suplementos tradicionais, a proteína ingerida pela gelatina não é direcionada automaticamente para a pele ou articulações.

Com a evolução da ciência e da tecnologia, surgiram os peptídeos bioativos de colágeno, uma versão altamente refinada e de absorção direcionada. Embora sejam mais caros, esses suplementos prometem atuar diretamente no tecido alvo, como pele, articulações ou músculos.

Simplificando, os peptídeos de colágeno são fragmentos minúsculos da proteína. Para entender melhor, imagine uma pulseira feita de 3.000 "miçangas" de aminoácidos, representando uma molécula comum de colágeno. Os peptídeos, por outro lado, têm entre 2 e 100 dessas "miçangas", o que os torna muito mais absorvíveis.

Esses fragmentos minúsculos conseguem se ligar diretamente aos fibroblastos — células da pele responsáveis pela produção de colágeno. A interação funciona como um comando direto: ao se conectar aos receptores das células, eles estimulam a produção de colágeno na área desejada. A promessa é de uma pele mais firme, hidratada e rejuvenescida, com resultados potencialmente mais eficazes do que com os suplementos comuns.

Um estudo duplo-cego intitulado "Effect of Collagen Tripeptide and Adjusting for Climate Change on Skin Hydration in Middle-Aged Women: A Randomized, Double-Blind, Placebo-Controlled Trial" (Efeito do tripeptídeo de colágeno e ajuste para mudanças climáticas na hidratação da pele em mulheres de meia-idade: um ensaio randomizado, duplo-cego e controlado por placebo) — padrão ouro em experimentos científicos, em que nem os participantes nem os pesquisadores sabem quem está recebendo o tratamento ativo ou o placebo — analisou os efeitos dos peptídeos de colágeno em 84 mulheres entre 40 e 60 anos. Durante 12 semanas, metade das participantes ingeriu 1.000 mg de peptídeos por dia, enquanto a outra metade recebeu um placebo. Os resultados foram animadores: as mulheres que consumiram os peptídeos apresentaram melhora significativa na hidratação e elasticidade da pele. Contudo, o estudo também considerou variáveis como temperatura ambiente, umidade e exposição ao sol, demonstrando que esses fatores externos podem influenciar os resultados.

Conclusão: é hora de apostar no colágeno? Sua dermatologista, que é médica, saberá.

O uso de suplementos de colágeno, especialmente as versões hidrolisadas e os peptídeos bioativos, pode ser uma ferramenta poderosa para amenizar os efeitos do envelhecimento e melhorar a qualidade da pele e das articulações. Contudo, os resultados dependem de vários fatores, incluindo o tipo de colágeno utilizado, a quantidade ingerida e os hábitos de vida de cada pessoa.

Investir no colágeno é investir em um cuidado contínuo com o corpo. Como em qualquer tratamento, a consistência e a paciência são as chaves para perceber os benefícios reais. E lembre-se: a suplementação é apenas uma peça do quebra-cabeça — uma dieta equilibrada, exercícios regulares e proteção contra agentes externos, como o sol, são igualmente essenciais para uma pele saudável e um corpo bem cuidado.

E lembre-se: a suplementação é apenas uma peça do quebra-cabeça — uma dieta equilibrada, exercícios regulares e proteção contra agentes externos, como o sol, são igualmente essenciais para uma pele saudável e um corpo bem cuidado.

5
PARTE

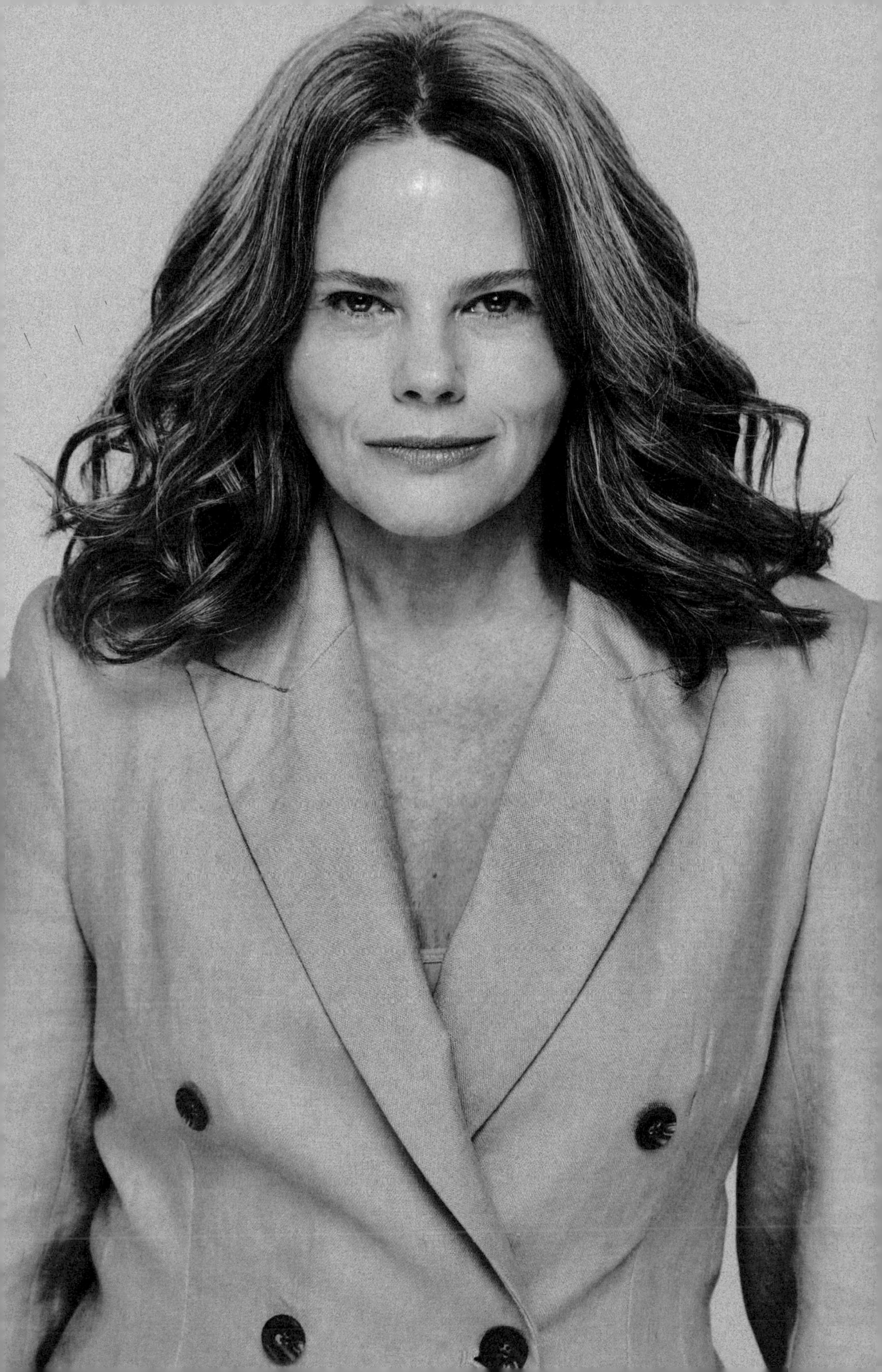

PARTE 5: O NOVO CAPÍTULO

Chegamos à última parte deste livro, um espaço que fecha o ciclo das reflexões que construímos até aqui. Juntas, falamos sobre hormônios, as transformações do corpo, os mistérios do cérebro, alimentação e tantos outros aspectos essenciais para entender e viver a menopausa com mais leveza, informação e consciência.

Mas, agora, o foco muda.

Vamos falar sobre o "depois". Afinal, com tudo o que aprendemos e colocamos em prática, a pergunta que fica é: e agora?

> Agora que você entende melhor as mudanças que está vivendo, agora que cuidou de si e se conhece mais profundamente, está na hora de pensar em como usar essa nova versão de você mesma.

Essa etapa é sobre o que vem a seguir. Para você, que não quer parar, que sente que está no auge de si mesma, esta é a parte mais especial do livro: o momento de olhar para o futuro e avançar.

Com os cuidados integrais que abordamos até aqui, e uma base sólida construída a partir da organização e do autoconhecimento, estamos prontas para explorar novos horizontes.

Vamos avançar juntas, falando sobre os fatores externos que impactam sua vida – como ambiente, organização, poluição e até o aquecimento global. Também vamos abrir espaço para tratamentos alternativos, explorar o papel da espiritualidade, refletir sobre a importância da saúde financeira e, claro, preparar o terreno para um capítulo final que será uma despedida apenas das palavras contidas entre estas capas.

Porque, mesmo que este livro termine aqui, nossa jornada não para. Continuaremos juntas, levando tudo o que construímos neste espaço para além destas páginas.

Antes de começar, coloque neste quadro uma nuvem de palavras com tudo que aprendeu (e irá aplicar) até agora!

Nuvem de palavras

CAPÍTULO 21: Fatores ambientais e saúde - como o meio externo influencia o corpo?

Como poluição, estresse e outros fatores externos podem afetar a menopausa?

Na entrevista com o endocrinologista, o dr. Luciano Giacaglia, transcrita na íntegra aqui no nosso livro, ele citou um fato curioso: "a poluição influencia na dificuldade de perder peso". Os poluentes aderem às células de gordura e, quando a pessoa queima essa gordura, ela libera esses poluentes e isso contribui para o ganho de peso.

O ambiente externo tem uma influência significativa no nosso humor e bem estar psicológico, sendo um fator determinante na forma como processamos e reagimos aos estímulos ao nosso redor. Essa relação pode ser compreendida por meio de diversas abordagens científicas, incluindo a psicologia ambiental, a neurociência e a ergonomia cognitiva.

Ambientes desorganizados, barulhentos ou com muitos estímulos visuais podem sobrecarregar os sistemas sensoriais do indivíduo, ainda mais de uma pessoa que pode já estar irritada. O cérebro humano possui capacidade limitada de processar informações simultâneas, e a exposição a estímulos excessivos pode ativar o eixo hipotálamo-hipófise-adrenal (HHA), responsável pela resposta ao estresse.

Esse eixo desencadeia a liberação de cortisol, um hormônio que, em níveis elevados, está associado a sentimentos de ansiedade, irritabilidade e fadiga. Uma sala desorganizada pode, por exemplo, dificultar a localização de objetos e aumentar a sensação de descontrole, o que eleva os níveis de estresse e afeta negativamente o humor.

De acordo com a Teoria da Atenção Restaurativa (ART), ambientes sobrecarregados de estímulos visuais – como cores intensas, excesso de objetos ou falta de organização – podem esgotar a capacidade atencional direcionada, reduzindo o foco e promovendo fadiga mental. Por outro lado, ambientes visualmente organizados e esteticamente agradáveis ajudam a restaurar os recursos cognitivos e promovem um humor mais positivo.

Como uma mulher que vivencia a menopausa e acompanha as mudanças que essa fase traz, tenho refletido muito sobre como os fatores externos influenciam diretamente nosso bem-estar físico e emocional.

Então, pensei neste capítulo como uma espécie de coletânea, um espaço para reunir todas aquelas ideias importantes que não se encaixaram perfeitamente nos outros capítulos, mas que merecem atenção. Ele é como um lembrete de que, embora o foco muitas vezes esteja nas mudanças internas que vivemos na menopausa, os fatores externos também têm um peso significativo no nosso bem-estar.

E, convenhamos, tentar segurar tudo isso na cabeça ao mesmo tempo é pedir para a ansiedade bater à porta. Então, minha ideia aqui é trazer sugestões práticas e reflexões que podem ajudá-la a manter a saúde – e, acima de tudo, a paz.

Às vezes, nem percebemos o quanto o mundo à nossa volta nos impacta.

Por exemplo, o barulho. Ele parece inofensivo, mas, cientificamente, já foi comprovado que viver exposta a sons constantes pode causar irritação e até mesmo aumentar os níveis de estresse. Criar momentos de silêncio ou reduzir o ruído ao seu redor não é só agradável, é essencial. Pode ser tão simples quanto desligar o excesso de eletrônicos por alguns minutos ou até investir em um canto da casa onde o sossego reina absoluto.

Eu posso dizer em alto e bom tom que detesto barulho. Não sei se foi a menopausa, mas posso fazer uma lista para você de barulhos que me deixam muito, mas muito incomodada. Sou chata, muitas vezes. Ou, a normal incompreendida.

Outro ponto que merece destaque é a organização. Parece algo trivial, mas destralhar os espaços onde vivemos pode fazer maravilhas.

Cada objeto que removemos ou organizamos é como uma pequena vitória contra o caos mental. A sensação de leveza que vem ao ver um ambiente limpo e harmonioso é quase terapêutica. Essa prática pode ser um excelente antídoto para dias mais tensos.

A organização no espaço físico influencia diretamente o senso de controle que o indivíduo sente sobre o ambiente. A psicologia ambiental sugere que locais organizados ajudam a reduzir a carga cognitiva, permitindo que o cérebro dedique mais recursos a atividades criativas ou emocionais positivas. A falta de organização pode causar sentimento de frustração e desânimo, por estar associada a uma percepção de ineficiência ou caos.

O ser humano é biologicamente programado para buscar ambientes que favoreçam sua sobrevivência e conforto. Cenários caóticos ou excessivamente barulhentos são interpretados pelo cérebro como potenciais ameaças, devido à sua dificuldade de prever e gerenciar esses estímulos. Essa resposta primitiva pode gerar um estado de alerta contínuo, afetando negativamente o humor.

Além da organização, precisamos falar sobre o clima que está cada vez mais quente. E claro, não dá para falar de menopausa sem mencionar os fogachos, aqueles calorões que parecem ganhar força nos dias quentes.

Com o aquecimento global aumentando as temperaturas, eles podem se tornar ainda mais intensos. Manter-se hidratada, seja bebendo mais água ou priorizando alimentos frescos e ricos em líquidos, é um cuidado simples que traz grande alívio. Sem contar que o calor também desidrata mais rapidamente, e a falta de água no corpo pode intensificar desconfortos e até afetar o humor.

A qualidade do ar que respiramos também merece nossa atenção. A poluição tem um impacto silencioso, mas poderoso, na saúde.

Algo que tenho adotado e recomendado é o uso de umidificadores em casa, especialmente em dias mais secos. E, sempre que possível, aproveite momentos para viajar e se conectar com a natureza. Pisar na terra, sentir o cheiro de mato, estar em lugares com boa qualidade do ar é um presente que o corpo e a mente agradecem.

Em um mundo onde o aquecimento global e a crise climática estão cada vez mais presentes, percebo como esses desafios também ressoam no que sentimos, no que vivemos no dia a dia, e na qualidade de vida que buscamos com tanta dedicação. É por isso que, ao cuidar de mim, me comprometi a entender e neutralizar não apenas os fatores internos que afetam minha saúde, mas também aqueles externos, que muitas vezes parecem fora do nosso controle, mas que merecem atenção especial.

Sabemos que o barulho constante é um vilão silencioso. Ele pode causar irritação, ansiedade e até dificultar a qualidade do sono – algo que, durante a menopausa, já pode ser um desafio por si só. Por isso, comecei a valorizar o silêncio. Diminuir estímulos sonoros em casa, investir em momentos de tranquilidade e até criar um pequeno espaço de meditação tem me ajudado a restaurar a paz que tantas vezes parece escapar pelos dedos.

Cuidar de si mesma durante a menopausa é um ato revolucionário, porque exige que olhemos além de nós. Compreender como o mundo à nossa volta afeta nossa saúde nos dá a oportunidade de criar ambientes que promovem não só o bem-estar, mas também a paz que tanto merecemos.

E já que disse que o capítulo seria uma união de temas, preciso sempre lembrar que eu estou com você para além destas páginas. Busquei criar redes sociais que pudessem me deixar perto de você trazendo cada vez mais informação. Então, se ainda não me segue @mariacandidatv

Instagram:

https://www.instagram.com/mariacandidatv/

Cuidar de si mesma durante a menopausa é um ato revolucionário, porque exige que olhemos além de nós. Compreender como o mundo à nossa volta afeta nossa saúde nos dá a oportunidade de criar ambientes que promovem não só o bem-estar, mas também a paz que tanto merecemos.

CAPÍTULO 22: Saúde holística e tratamentos alternativos

Exploração de abordagens integrativas como acupuntura, fitoterapia e outras terapias

Escrevi este livro querendo muito que você leia cada página, mas sei também que muitas pessoas escolherão seus capítulos. Deixei a parte 5 do livro para pessoas com a mente mais aberta, especialmente porque falaremos do uso de Cannabis medicinal e de empreendedorismo.

A acupuntura, como prática milenar da Medicina Tradicional Chinesa (MTC), tem se destacado como uma abordagem eficaz e natural para o manejo dos sintomas da menopausa. A acupuntura atua de maneira holística, buscando reequilibrar o fluxo energético do corpo, conhecido como "Qi", e promovendo a harmonização dos sistemas internos.

O processo envolve a estimulação de pontos específicos do corpo, denominados meridianos, que estão associados a órgãos e funções específicas. A acupuntura pode regular a produção hormonal, como o estrogênio, além de estimular a liberação de neurotransmissores como endorfinas, que têm propriedades analgésicas e relaxantes. Esses mecanismos ajudam a aliviar sintomas físicos e emocionais, melhorando a qualidade de vida das mulheres em transição menopáusica.

Durante minha conversa com a dra. Joele Lerípio, ginecologista especialista em menopausa sem hormônios, um dos fitoterápicos mencionados foi a laranja moro, que contém uma substância chamada antocianina. Essa substância tem duas ações incríveis: ao chegar nas células de gordura, ativa a quebra dessas gorduras e reduz a entrada de triglicérides contribuindo, claro, em conjunto com exercícios e uma alimentação balanceada, para a redução de medidas. Além disso, a dra. Joele destaca os benefícios de combinações de fitoterápicos, que podem ser personalizados para diferentes objetivos, como melhorar o sono ou auxiliar na perda de peso.

Os fitoterápicos são completamente diferentes dos hormônios. Enquanto os hormônios, como estrogênio e progesterona, são usados diretamente, os fitoterápicos envolvem combinações minuciosas que otimizam os efeitos com doses menores de cada componente. Essa abordagem permite criar o que ela chama de "misturinha mágica", adaptada às necessidades de cada mulher. Importante ressaltar que a fitoterapia é regulamentada pela Anvisa e está incluída na Farmacopéia Brasileira, que lista os fitoterápicos aprovados e seguros para uso.

Segundo a dra. Joele, existe diferença entre fitoterápicos e o que comumente associamos a "chás". Por exemplo, quando consumimos cúrcuma em forma de raiz, temos apenas cerca de 3% do princípio ativo; já os extratos de cúrcuma encapsulados oferecem 95% do princípio ativo. Essa alta concentração não apenas aumenta a eficácia, mas também reduz a toxicidade, já que elimina substâncias da planta que não são digeríveis.

A cúrcuma, em particular, foi destacada como o anti-inflamatório mais completo disponível atualmente. Ela age em duas rotas de inflamação, tornando-se altamente eficaz onde outros anti-inflamatórios podem falhar. Esses fitoterápicos em cápsulas são formulados para maximizar os benefícios, mas a eficácia pode variar de mulher para mulher, reforçando a importância de uma avaliação personalizada antes de iniciar qualquer tratamento.

"Eu amo cúrcuma", diz a dra. Joele, com um entusiasmo que até se reflete nas fórmulas personalizadas que desenvolve. Ela explicou que a cúrcuma, junto com substâncias como quercetina e resveratrol, compõe uma classe especial de fitoterápicos chamados **senolíticos**.

Esses senolíticos, cujo nome deriva de "seno" (idade), têm a função de combater os efeitos celulares que aceleram o envelhecimento, especialmente os causados por fatores ambientais. Embora o envelhecimento não possa ser evitado, essas substâncias ajudam a melhorar a qualidade desse processo, retardando o impacto de agentes externos no corpo.

Esses compostos têm efeitos antioxidantes excepcionais e são fundamentais para suas pacientes que desejam não apenas tratar sintomas do climatério, mas também envelhecer de forma mais saudável e com melhor qualidade de vida.

A cúrcuma é um dos componentes centrais dessa abordagem, mas também existe o resveratrol, famoso por estar presente no vinho. Lembrando que o álcool não é necessário para obter os benefícios do resveratrol — a cápsula concentrada é a escolha mais eficaz e segura. Essa combinação de cúrcuma, quercetina e resveratrol é uma fórmula personalizada que ela prescreve frequentemente, em doses baixas diárias, para suas pacientes.

Recentemente, tive a oportunidade de passar uma semana na Floresta Amazônica convivendo com mulheres ribeirinhas para entender melhor como o estilo de vida e a alimentação delas se relacionam com os sintomas da menopausa.

Durante esse período, entrevistei 12 mulheres e percebi um padrão intrigante: cerca de 80% dessas mulheres apresentaram sintomas e 30%, sintomas severos. Muitas ainda na perimenopausa. É como se os sintomas estivessem aparecendo mais cedo, algo que pode ser uma mudança geracional, mas que ainda carece de dados científicos para ser confirmado. Meu projeto, uma série documental Menopausa Sem Fronteiras, que viajará todos os continentes nos próximos três anos, entrevistando mulheres na menopausa, vai investigar tudo isso. Aguardem muita informação e aventura nas minhas redes sociais.

Lá na Amazônia, descobri que elas têm algumas práticas tradicionais para aliviar os desconfortos. A folha da amora, por exemplo, é amplamente utilizada em forma de chá. Apesar disso, para as mulheres com sintomas mais intensos, como irritabilidade extrema, fogachos de pingar o suor e sensação de perda de controle, os chás e remédios naturais não têm surtido efeito suficiente.

Outra planta mencionada foi o uxi amarelo, que é usado tradicionalmente para problemas relacionados ao útero e como aliviador geral. É uma prática passada de geração em geração, de mães para filhas, algo que demonstra a riqueza do conhecimento popular dessas comunidades. As mulheres chegam a cultivar essas plantas em seus quintais para facilitar o uso, mas, ainda assim, quando os sintomas são severos, o alívio é limitado.

Conversando com elas, ouvi relatos muito parecidos com os que já conhecemos em outros contextos, como a irritabilidade — com frases do tipo "pensei em jogar uma panela na cabeça do meu marido" — e a sensação de descontrole emocional. E o mais interessante é que essas mulheres ainda não chegaram à menopausa de fato, mas já vivenciam esses picos emocionais intensos durante a perimenopausa.

Esses picos e quedas repentinas são extremamente desgastantes, tanto para o cérebro quanto para o corpo, contribuindo para os sintomas mais debilitantes, como os famosos fogachos.

Podemos, também, comparar os sintomas de mulheres ocidentais e orientais no climatério. As mulheres orientais, em geral, relatam muito menos fogachos do que as mulheres ocidentais, algo diretamente associado à dieta rica em soja ou à vergonha de falar sobre isso?

A soja contém fitoestrógenos potentes, especialmente as isoflavonas – falamos já sobre isso –, que possuem uma ação semelhante ao estrogênio no organismo. Embora o consumo de soja na alimentação ajude a reduzir os fogachos, o uso de isoflavonas em cápsulas como fitoterápicos caiu em desuso devido ao impacto negativo que pode ter sobre a tireoide.

A dra. Joele Lerípio destaca que, ao atender uma mulher que não pode ou não deseja fazer reposição hormonal, ela busca adequar o uso de fitoterápicos com base no histórico e nas necessidades individuais da paciente. Ainda assim, ela prefere personalizar as fórmulas sempre que possível. Quando está frente a frente com uma paciente, ela pode ajustar as doses e incluir componentes específicos conforme o quadro apresentado, maximizando os benefícios de cada combinação. Essa atenção ao detalhe é um diferencial importante, pois, embora a linha pronta seja eficaz e acessível, a personalização permite um cuidado ainda mais preciso e alinhado às particularidades de cada mulher.

E, por falar em particularidades, há mulheres que são adeptas a outros tipos de terapias. Eu conversei com a dra. Paula Vinha, que é a diretora científica da Conferência Internacional de Cannabis Medicinal, para esclarecer sobre o uso da Cannabis medicinal, explicando a diferença do CBD (canabidiol) e o THC (tetrahidrocanabinol) e como podem ajudar a aliviar alguns dos sintomas da menopausa. Todas as informações a seguir foram dadas por ela numa entrevista que falamos sobre Menopausa x Cannabis, no ar no meu canal do YouTube.

A Cannabis, na verdade, é o nome original da planta, mas chegou até nós popularmente como "maconha". Esse termo, "maconha", é um anagrama de "cânhamo". Interessante, né? Foi uma forma de traduzir e adaptar o nome da planta. O gênero é *Cannabis sativa*, e todas as variedades pertencem a esse gênero. Dentro dele, temos subespécies como a *Cannabis sativa*, *Cannabis indica* e outras menos conhecidas, como a *Cannabis ruderalis*.

O que acontece é que existe muita confusão quando as pessoas falam sobre Cannabis medicinal. Alguns dizem: "Ah, eu uso *Cannabis sativa* porque essa é medicinal, mas a outra não." Na verdade, o que diferencia a Cannabis medicinal da recreativa não é a espécie em si, mas o propósito e a composição química. A Cannabis medicinal não tem o objetivo de causar o famoso "barato" que associamos ao uso recreativo, mas sim tratar condições de saúde específicas. Esse tipo de uso é cuidadosamente regulado e ajustado para não ter os mesmos efeitos psicoativos intensos do que chamamos de "uso adulto".

Segundo a dra. Paula Vinha, historicamente, a Cannabis fazia parte da nossa vida de forma muito natural. Era usada como suplemento alimentar, oferecida ao gado, às galinhas, e as pessoas consumiam o leite, os ovos, e até a carne desses animais, que se alimentavam da planta. Era algo presente no dia a dia, incorporado à dieta. A planta era usada em temperos, suplementos e como parte integral de uma alimentação natural.

Tudo começou a mudar com a Revolução Industrial, quando a Cannabis saiu desse uso artesanal e foi para a farmácia. No século XIX, por volta de 1850, a Cannabis era vendida como medicamento. Existiam xaropes, cigarros medicinais para tratar asma e até associações como Cannabis com codeína. Era algo absolutamente normal e regulamentado, usado para diversas finalidades.

O ponto de virada aconteceu em 1934, quando, por influência das políticas antidrogas globais — das quais o Brasil foi um grande responsável —, a Cannabis foi colocada na lista de substâncias proibidas. Foi demonizada, e o acesso, restringido.

Dentro do nosso corpo existe um sistema fascinante chamado sistema endocanabinoide, que produz compostos semelhantes aos encontrados na Cannabis. Esse sistema é composto por neurotransmissores, receptores e um mecanismo de sinalização lipídica — ou seja, dependente de gorduras no corpo. Ele desempenha um papel crucial na regulação de várias funções fisiológicas, como humor, sono, apetite e imunidade.

Quando seguimos dietas com pouquíssima gordura ou utilizamos medicamentos para reduzir o colesterol, ou mesmo com a perda natural de gordura ao longo da vida, podemos desenvolver uma deficiência na sinalização desse sistema. Isso afeta a produção de duas substâncias endógenas (produzidas pelo nosso próprio corpo) que são semelhantes às moléculas da Cannabis medicinal: a anandamida e o 2-AG.

A anandamida, também conhecida como a "molécula da felicidade", tem uma estrutura muito parecida com o THC (tetrahidrocanabinol), o composto da Cannabis responsável pelo efeito psicoativo. Já o 2-AG é mais semelhante ao CBD (canabidiol), que é amplamente reconhecido pelos seus efeitos terapêuticos. Esses compostos endógenos demonstram como nosso corpo é projetado para interagir com moléculas da Cannabis. O equilíbrio desse sistema era mantido naturalmente, inclusive pela alimentação no passado, quando a Cannabis fazia parte da dieta humana de forma direta ou indireta.

A proibição da Cannabis e a exclusão dessa planta do cotidiano podem ter contribuído para o surgimento e aumento de doenças que antes não eram tão prevalentes. Após a proibição, houve um aumento significativo em condições como autismo, epilepsia, câncer, ansiedade e insônia. Isso nos faz refletir sobre o impacto que essa ruptura teve na nossa saúde ao longo das últimas décadas.

Os compostos da Cannabis, incluindo terpenos e flavonoides, são essenciais para o que chamamos de efeito comitiva ou efeito entourage. Esse fenômeno ocorre quando todos os componentes da planta trabalham juntos para potencializar seus benefícios. Por exemplo, quando se utiliza apenas o canabidiol (CBD) isolado, ele pode trazer resultados terapêuticos, mas em doses mais altas. Por outro lado, quando usamos um óleo completo, contendo todos os compostos da planta — similar a um azeite extravirgem prensado a frio —, conseguimos um efeito muito mais potente, utilizando doses menores.

A Cannabis medicinal é definida pelo uso dos compostos da planta com finalidades terapêuticas. Esses compostos vão além do THC e do CBD, incluindo outros canabinóides menos conhecidos, como o cannabigerol (CBG) e o canabicromeno (CBC), que estão sendo estudados e revelam cada vez mais propriedades. No entanto, para que o produto seja seguro e eficaz, é essencial garantir controle de qualidade, saber exatamente o que está dentro do frasco, como foi produzido, e se é seguro para o paciente.

É importante destacar que o cânhamo — uma variedade de Cannabis com menos de 0,3% de THC — tem sido amplamente utilizado na produção de Cannabis medicinal. É uma planta alta, parecida com um bambu, que pode ser cultivada ao ar livre. Se alguém fumar uma plantação inteira de cânhamo, não sentirá nenhum efeito psicoativo significativo. É um absurdo que o Brasil ainda não tenha aproveitado o potencial dessa planta para criar empregos, baratear produtos e ampliar o acesso.

No entanto, há pacientes que se beneficiam do THC. Ele pode ser extremamente eficaz no tratamento de insônia, alívio de dores crônicas e até mesmo nos calores da menopausa. O segredo está na individualização do tratamento, ajustando cuidadosamente a dose para cada pessoa, em um processo conhecido como titulação.

Quando administrado de forma correta e medicinal, o THC apresenta pouquíssimos efeitos colaterais, e os benefícios podem superar amplamente os riscos. É completamente diferente do uso recreativo e descontrolado da maconha fumada, que, muitas vezes, vem misturada com substâncias desconhecidas e ilegais, especialmente no Brasil, onde o acesso sempre foi limitado ao "prensado", de qualidade muito baixa.

Hoje, em países onde o uso recreativo é regulamentado, como o Canadá e partes dos Estados Unidos, é possível escolher plantas de alta qualidade. Algumas variedades são desenvolvidas com foco apenas no CBD, enquanto outras têm até 20% de THC, o que pode ser perigoso se usado sem orientação. Isso mostra a importância do controle e da conscientização no consumo da Cannabis.

Um exemplo interessante vem de Israel, onde a Cannabis medicinal é usada em hospitais, inclusive em forma de vaporização. Em casos de crises de Parkinson, por exemplo, a Cannabis vaporizada pode interromper os tremores em menos de um minuto, demonstrando a eficácia da administração correta. O problema não está na planta em si, mas no mau uso e na falta de regulamentação adequada, que prejudicam tanto os pacientes quanto a imagem da Cannabis.

No Brasil, a Cannabis medicinal foi liberada para prescrição médica em 2014, inicialmente para o tratamento de apenas três condições médicas: epilepsia grave, espasticidade da esclerose múltipla e dores crônicas. A partir de 2016, a Anvisa passou a autorizar o uso compassivo da Cannabis para outras condições médicas, expandindo o acesso ao tratamento.

Atualmente, a Cannabis medicinal está disponível em diversas formas farmacêuticas, como óleos, sprays, cápsulas e cremes, e é prescrita para uma variedade de condições, incluindo dor crônica, ansiedade, insônia, doenças neurodegenerativas e sintomas da menopausa.

A pesquisa científica sobre a Cannabis medicinal avança rapidamente, revelando novos usos terapêuticos e desmistificando antigos preconceitos. Isso evidencia a importância de desmistificar a planta, investir em educação e oferecer alternativas seguras e terapêuticas para atender essas demandas de forma responsável.

Afinal, como em qualquer aspecto da vida, o ser humano tem a capacidade tanto de construir quanto de destruir, dependendo de como escolhe usar as ferramentas à sua disposição.

Lembrando que existem muitos médicos renomados que são contra o tratamento com Cannabis medicinal. Outros, sentem-se inseguros por não ter informações e estudos científicos suficientes sobre a Cannabis medicinal.

CAPÍTULO 23: Mente e espiritualidade

Como manter a saúde cognitiva e aproveitar a neuroplasticidade para fortalecer o cérebro

Cuidar da saúde mental transcende o alívio de sintomas emocionais; envolve a preservação de funções cognitivas críticas, como memória, concentração e resolução de problemas.

O cérebro é um órgão plástico, ou seja, ele tem a capacidade de se adaptar e se remodelar ao longo da vida. No entanto, fatores como envelhecimento, alterações hormonais e o estilo de vida podem desafiar sua resiliência. A menopausa, um marco biológico na vida das mulheres, é particularmente relevante, pois envolve uma série de alterações hormonais que afetam profundamente o cérebro.

A neuroplasticidade é a capacidade do cérebro de se reorganizar, formando novas conexões neurais ao longo da vida. Esse fenômeno é essencial para a aprendizagem, a recuperação de lesões e a adaptação a mudanças. Durante a menopausa, essa plasticidade pode ser desafiada devido à diminuição dos níveis de estrogênio, o hormônio que desempenha papel crucial na proteção e manutenção da saúde neural.

Como falamos, a menopausa não é apenas uma transição reprodutiva, é um evento neurológico significativo. Durante esse período, o cérebro passa por alterações estruturais e funcionais. O livro da dra. Lisa Mosconi, *Cérebro e menopausa*, que citamos anteriormente, mostra que, ao observar imagens de uma tomografia cerebral antes e depois da menopausa, nota-se uma redução de até 30% na energia cerebral em mulheres pós-menopausa, especialmente em áreas relacionadas ao processamento cognitivo e à regulação emocional.

Essas mudanças têm implicações práticas, como lapsos de memória, dificuldades de concentração e alterações no humor, comumente relatados por mulheres nesse estágio. Contudo, é essencial compreender que essas transformações não são irreversíveis. A neuroplasticidade oferece uma janela de oportunidade para fortalecer o cérebro, mesmo diante dessas mudanças.

A busca pelo propósito: espiritualidade

A espiritualidade é frequentemente descrita como um senso de propósito, conexão com algo maior e busca de significado. Sentimentos de gratidão, muitas vezes nutridos pela espiritualidade, ativam o sistema de recompensa do cérebro, incluindo áreas como o estriado ventral. Essa ativação não apenas promove bem-estar emocional, mas também contrabalança os efeitos do declínio da energia cerebral.

Na filosofia ayurvédica, o fim da fertilidade é visto como um marco que traz consigo uma energia criativa renovada, maior capacidade realizadora e uma oportunidade para o aprofundamento na evolução espiritual. Segundo a estudiosa de yoga Marcia de Luca, autora do livro *A idade do poder*, "a sede de saber é um aspecto natural da menopausa". A Marcia é uma mulher tão incrível... Eu fiz aulas com ela, quando estava grávida da minha filha Lara, faz 19 anos, e foi meu primeiro contato com a meditação. Ela é uma rainha, uma maga, uma sábia. Procurem-na nas redes sociais e nos seus cursos, que são incríveis.

Além das alterações neurobiológicas, a menopausa pode ser interpretada como uma fase de transformação espiritual. Algumas abordagens metafísicas sugerem que esse período oferece uma oportunidade para a mulher se reconectar consigo mesma, promovendo uma introspecção que transcende o plano físico. Essa perspectiva vê a menopausa não apenas como o fim da fertilidade biológica, mas como o início de uma nova fase de autoconhecimento e crescimento espiritual.

> O autoconhecimento é um processo profundamente transformador que transcende a esfera individual e se conecta a dimensões mais amplas da existência, promovendo saúde física, equilíbrio mental e alinhamento espiritual.

Estudos na área de neurociência e psicologia positiva indicam que indivíduos com clareza sobre seus propósitos e valores tendem a apresentar maiores níveis de bem-estar e resiliência. Uma pesquisa conduzida pela American Psychological Association, em 2020, revelou que pessoas com um senso claro de propósito possuem 29% menos probabilidade de desenvolver depressão ao longo da vida e 22% mais chances de reportarem níveis elevados de satisfação.

No entanto, o autoconhecimento não pode ser concebido apenas como uma jornada introspectiva. Ele requer uma abertura para o que o filósofo francês Edgar Morin chama de "o tecido complexo da realidade", que envolve a integração entre o eu, o outro e o cosmos.

Quando indivíduos reconhecem a interconexão entre suas ações, as necessidades coletivas e os sistemas maiores nos quais estão inseridos, surgem camadas mais profundas de compreensão e pertencimento. Essa perspectiva ecoa conceitos de espiritualidade universal, que reforçam a ideia de que um propósito transcendente — muitas vezes associado à contribuição para um bem maior — é essencial para a saúde integral do ser humano.

A conexão espiritual, entendida aqui de forma ampla e não limitada a dogmas religiosos, desempenha um papel crucial nessa dinâmica. Pesquisas realizadas pelo National Institute on Aging mostram que práticas espirituais regulares, como meditação e oração, podem reduzir em até 25% os marcadores inflamatórios no corpo, indicando uma interação direta entre estados mentais e fisiologia corporal.

Além disso, essas práticas são associadas a uma diminuição de até 40% na probabilidade de desenvolver doenças cardiovasculares, segundo estudo publicado no *Journal of Behavioral Medicine.*

Do ponto de vista cognitivo, indivíduos que cultivam um senso de conexão com o universo e um propósito maior tendem a apresentar maior flexibilidade mental e menor reatividade emocional, conforme evidenciado em estudos longitudinais de psicologia transpessoal. Essa dimensão transpessoal sugere que a busca pelo significado e pelo alinhamento espiritual pode atuar como um moderador contra os efeitos de estresse crônico e ansiedade.

Essa integração entre autoconhecimento, propósito e conexão espiritual também afeta as interações sociais e a percepção de

Do ponto de vista cognitivo, indivíduos que cultivam um senso de conexão com o universo e um propósito maior tendem a apresentar maior flexibilidade mental e menor reatividade emocional, conforme evidenciado em estudos longitudinais de psicologia transpessoal.

coletividade. Uma pesquisa da Harvard School of Public Health revelou que pessoas com fortes vínculos espirituais demonstram maior propensão a engajar-se em atividades altruístas e comunitárias, o que retroalimenta a sensação de pertencimento e reduz a incidência de isolamento social. Assim, ao se conectar a um "bem maior", os indivíduos não apenas impactam positivamente os sistemas ao seu redor, mas também fortalecem sua saúde mental e física, criando um ciclo virtuoso de impacto mútuo.

Em última instância, a união entre autoconhecimento e espiritualidade oferece uma estrutura holística para compreender o ser humano como um sistema dinâmico em constante interação com o cosmos. Essa perspectiva nos convida a repensar o papel da ciência e da filosofia na promoção do bem-estar, reconhecendo que a saúde integral requer não apenas o cuidado com o corpo e a mente, mas também com a alma e suas relações com o infinito.

A repetição de pensamentos e atos de gratidão estimula a liberação de neurotransmissores associados ao bem-estar, enquanto fortalece redes neurais ligadas à recompensa e à positividade. Pesquisas apontam que a prática diária de gratidão por apenas oito semanas pode levar a mudanças detectáveis em regiões cerebrais ligadas à empatia e à tomada de perspectiva.

Atos altruístas ativam redes de recompensa no cérebro, enquanto a repetição desses comportamentos gera padrões que reforçam a empatia e a cooperação.

Qual a sua fé? Em qual força maior você acredita? Esse espaço é para que você se conecte com sua fé e agradeça. Se não estiver bem e não conseguir se conectar com um sentimento de gratidão, apenas fique em silêncio. Muitas vezes, o coração sabe mais do que a mente.

Eu agradeço!

CAPÍTULO 24: Projetos de vida - segurança financeira e economia prateada

Reflexões sobre planejar e realizar novos projetos, hobbies e objetivos

Vivemos em um mundo que, cada vez mais, pretende reconhecer o valor e a experiência das pessoas maduras. Essa é uma tendência ainda, não é um fato. A diversidade etária vai acontecer, já pipoca aqui e ali, mas a realidade é que tem mais pessoas maduras sem emprego ou aposentadas que precisam de uma nova ocupação a uma economia prateada explodindo em oportunidades. Eu passei por situações de etarismo pesadíssimas, nos meus 42, 43, 44 anos, o que hoje considero um absurdo. Naquela época não sabia direito o que estava acontecendo.

A economia prateada, ou *Silver Economy*, é um segmento que abrange as oportunidades econômicas geradas por pessoas e para pessoas acima de 50 anos. Esse termo surge em resposta ao envelhecimento populacional global, que está transformando a pirâmide demográfica.

Estima-se que, até 2050, cerca de 22% da população mundial terá mais de 60 anos, de acordo com a ONU. Isso representa um mercado gigantesco com características únicas: poder de compra, maior lealdade às marcas e preferência por produtos e serviços que valorizam qualidade e propósito.

No Brasil, o cenário é especialmente relevante. Segundo dados do IBGE, a população de pessoas com mais de 60 anos já ultrapassa os 30 milhões, e cresce três vezes mais rápido que o número de jovens. Esse grupo movimenta mais de R$1,8 trilhão por ano, segundo pesquisa da Fundação Getulio Vargas (FGV).

As mulheres maduras, em particular, têm se destacado como consumidoras, líderes de comunidades e empreendedoras, utilizando sua experiência de vida para criar negócios com impacto social, cultural e econômico.

Você pode repaginar sua vida e iniciar um novo projeto a qualquer momento. O empreendedorismo é uma ferramenta de emancipação, especialmente em cenários adversos, como pobreza, discriminação de gênero e falta de acesso à educação formal.

Um projeto de vida é mais do que traçar metas; é dar significado aos próximos anos, unindo propósito e realização pessoal. Pode ser uma oportunidade de revisitar sonhos antigos, alinhar novos interesses e até mesmo reescrever sua identidade.

Dados do Sebrae indicam que 60% das mulheres que empreendem após os 50 anos o fazem por enxergarem uma oportunidade de negócio atrelada a um propósito de vida, como educação, impacto social ou cuidados com outras pessoas.

A segurança financeira na maturidade exige planejamento, controle e visão de longo prazo. Mulheres costumam enfrentar desafios financeiros maiores devido à disparidade salarial ao longo da vida,

Um projeto de vida é mais do que traçar metas; é dar significado aos próximos anos, unindo propósito e realização pessoal. Pode ser uma oportunidade de revisitar sonhos antigos, alinhar novos interesses e até mesmo reescrever sua identidade.

falta de oportunidades nas empresas, os bancos também não emprestam dinheiro tão fácil para mulheres empreendedoras. Muitas param de trabalhar quando viram mães e fica difícil voltar ao mercado. Segundo a Organização para Cooperação e Desenvolvimento Econômico (OCDE), as mulheres brasileiras recebem, em média, 23% menos que os homens, o que impacta diretamente suas economias para a aposentadoria.

Para alcançar segurança financeira na maturidade, é essencial adotar passos práticos que promovam estabilidade e autonomia.

Comece educando-se financeiramente, lendo livros como *Me poupe!*, da jornalista e empreendedora, Nathalia Arcuri, e participando de workshops que desenvolvam habilidades em gestão de dinheiro. Diversificar fontes de renda é outra estratégia importante: explore a possibilidade de empreendimentos paralelos que gerem novas receitas. Além disso, planeje-se com metas claras e utilize ferramentas digitais, como os aplicativos GuiaBolso ou Organizze, para acompanhar despesas e economias de maneira eficaz.

Na economia prateada, algumas tendências despontam como promissoras e representam oportunidades valiosas para mulheres maduras empreenderem com impacto. Vou contar sobre as três principais: a educação e a inclusão digital são áreas de destaque, com alta procura por cursos que ensinem pessoas mais velhas a utilizar tecnologia de forma prática e eficiente. Inteligência Artificial vai bombar por décadas... Quem souber explorar esse mercado, virará o jogo.

O setor de saúde e bem-estar também está em crescimento, especialmente com negócios que oferecem terapias, yoga e alimentação saudável para o público maduro. Vivemos numa era em que a expectativa de vida não só aumentou, mas também redefiniu o que significa ser produtiva, criativa e relevante. Se há algo que essa fase da vida nos ensina é que nunca é tarde para explorar novos caminhos, abraçar mudanças e descobrir o poder da experiência.

A menopausa é um marco que simboliza sabedoria acumulada e resiliência forjada ao longo de uma vida cheia de aprendizados. Seu corpo, que tantas vezes se moldou às exigências da vida, agora exige algo diferente: cuidado, escuta e empatia consigo mesma. E é justamente nessa escuta que surgem novas ideias, projetos e paixões. Você traz consigo histórias que podem inspirar, habilidades que continuam a evoluir e uma perspectiva única que só a maturidade proporciona.

O mercado de trabalho está se transformando, assim como a forma como vemos nossas carreiras. Hoje, mais do que nunca, há espaço para mulheres reinventarem suas jornadas. Estamos a passos lentos, mas o caminho é esse.

Você pode contratar um *headhunter* ou uma mentoria de carreira para se repaginar. E, para cuidar do seu dinheiro, comece com estratégias simples no seu dia a dia. A menopausa é o início de uma produtividade que vem com mais consciência e consistência.

Como não podia faltar, deixei um *planner* para que você comece um novo foco: Hoje mesmo! Visualizar suas entradas e saídas e começar a fazer pequenas economias pode ser uma potente forma de começar a se organizar.

Minhas finanças

Mês:

Saldo inicial		Entradas		Total de entradas
$	+	$	=	$

Gastos fixos		Gastos diários		Total de saídas
$	+	$	=	$

Gastos variáveis		Investimentos		Saldo do mês
$	+	$	=	$

Observações:

Minhas metas para o próximo mês:

Investir	Reduzir	Cortar	Poupar

CAPÍTULO 25: Celebrando a mulher plena que é você, Loba!

Nesta última parte, começaremos com a prática. Depois de tudo que você aprendeu, preencha com as necessidades da mulher que você é hoje para ser uma mulher melhor, amanhã:

Você como prioridade

Meus cuidados:

Minha meta:

O que preciso fazer por mim:

Como você está se sentindo? Este livro despertou você para algo que nem imaginava que poderia sentir? Está igual? Acha que tem que rever alguns capítulos para entender melhor sobre o que está passando? Vá no seu tempo. Mas persista.

Sinta-se livre. A partir de agora é com você. Chegou a hora do seu renascimento, de você respeitar a sua individualidade, o seu momento, o seu desabrochar.

Sabe que hoje me sinto uma mulher plena, porque parei de imaginar marcos de vitória e de uma vida bem-sucedida nos moldes que o mundo queria. O modelo sou eu. É o que eu desejo. Cada dia é uma parte longa e cheia de escolhas para dentro e para fora, que precisam de equilíbrio e respeito. Este capítulo começa com um quadro onde a primeira frase é Você como prioridade.

Seu corpo precisa de prioridade imediata e espero que este livro tenha lhe mostrado isso, independentemente da sua idade, comece. Importante começar. Não deixe para amanhã.

Convido você a ativar o sininho, curtir e compartilhar onde continuo com você nas minhas redes e nos eventos em que vamos nos encontrar pelo Brasil. Sou parte da sua rede de afeto e do seu cuidado. E você é parte da minha rede.

Sou a Maria Cândida, uma mulher 50+, livre e cheia de sonhos. Estarei, enquanto puder, trazendo o melhor remédio para uma vida plena: o conhecimento. Foi lindo estar com você até aqui. Até breve!

Te vejo nas minhas redes sociais: @mariacandidatv

Seu corpo precisa de prioridade imediata e espero que este livro tenha lhe mostrado isso, independentemente da sua idade, comece. Importante começar. Não deixe para amanhã.

Referências bibliográficas

ALVES, José Eustáquio Diniz. *Esperança de vida diante da emergência sanitária e climática*. Centro de Estudos Estratégicos da Fiocruz, 1 mar. 2021. Disponível em: https://cee.fiocruz.br/?q=esperanca-de-vida-diante-da-emergencia-sanitaria-e-climatica. Acesso em: 21 jan. 2025.

ALZHEIMER'S RESEARCH AND PREVENTION FOUNDATION. *President's message*: Fixing menopause brain. 24 jun. 2024. Disponível em: https://alzheimersprevention.org/presidents-message-fixing-menopause-brain/. Acesso em: 21 jan. 2025.

ANGIER, Natalie. *Woman:* an intimate geography. Revised and updated edition. Boston: Mariner Books, 2014.

BJØRNEREM, Åshild *et al.* Menopause-related appendicular bone loss is mainly cortical and results in increased cortical porosity. *Journal of Bone and Mineral Research*, v. 33, n. 4, p. 598-605, abr. 2018. Disponível em: https://onlinelibrary.wiley.com/doi/10.1002/jbmr.3333. Acesso em: 21 jan. 2025.

BRASIL. Ministério da Saúde. Secretaria de Atenção à Saúde. Departamento de Ações Programáticas Estratégicas. *Manual de atenção à mulher no climatério/menopausa*. Brasília: Editora do Ministério da Saúde, 2008. 192 p. (Série A. Normas e Manuais Técnicos; Série Direitos Sexuais e Direitos Reprodutivos – Caderno, n. 9). Disponível em: https://bvsms.saude.gov.br/bvs/publicacoes/manual_atencao_mulher_climaterio.pdf. Acesso em: 21 jan. 2025.

CÂNDIDA, Maria. *Playlist Menopausa*. Disponível em: https://www.youtube.com/@mariacandidatv. Acesso em: 21 jan. 2025.

DE MIRANDA, R. B.; WEIMER, P.; ROSSI, R. C. Effects of hydrolyzed collagen supplementation on skin aging: a systematic review and meta-analysis. *International Journal of Dermatology*, v. 60, n. 12, p. 1449-1461, dez. 2021. doi: 10.1111/ijd.15518. Acesso em: 21 jan. 2025.

EL KHOUDARY, S. R. *et al*. The menopause transition and women's health at midlife: a progress report from the Study of Women's Health Across the Nation (SWAN). *Menopause*, v. 26, n. 10, p. 1213-1227, 2019. doi: 10.1097/GME.0000000000001424. Acesso em: 21 jan. 2025.

FENTON, A. Weight, shape, and body composition changes at menopause. *Journal of Midlife Health*, v. 12, n. 3, p. 187-192, jul.-set. 2021. doi: 10.4103/jmh.jmh_123_21. Acesso em: 21 jan. 2025.

FREUD, Sigmund. *Leçons d'introduction à la psychanalyse*. Edição revisada. Paris: Presses Universitaires de France, 2000. (Collection Quadrige).

GRZENDA, A. *et al*. Cognitive and immunological effects of yoga compared to memory training in older women at risk for Alzheimer's disease. *Translational Psychiatry*, v. 14, n. 1, p. 96, fev. 2024. doi: 10.1038/s41398-024-02807-0. Acesso em: 21 jan. 2025.

INSTITUTO DO SONO. *Entenda os efeitos negativos do celular no sono*. 10 fev. 2021. Disponível em: https://institutodosono.com/artigos-noticias/efeitos-negativos-do-celular-no-sono/. Acesso em: 21 jan. 2025.

MOSCONI, Lisa. *O cérebro e a menopausa*: a nova ciência revolucionária que está mudando como entendemos a menopausa. Tradução de Cristina Yamagami. 1. ed. São Paulo: HarperCollins Brasil, 2024.

OLIVEIRA, G. M. M. de *et al.* Diretriz Brasileira sobre a saúde cardiovascular no climatério e na menopausa – 2024. *Arquivos Brasileiros de Cardiologia*, v. 121, n. 7, p. e20240478, 2024. Disponível em: https://doi.org/10.36660/abc.20240478. Acesso em: 21 jan. 2025.

PARISH, S. *et al.* Diretriz de prática clínica da Sociedade Internacional para o Estudo da Saúde Sexual da Mulher para o uso de testosterona sistêmica para transtorno do desejo sexual hipoativo em mulheres. *The Journal of Sexual Medicine*, 2021. Disponível em: https://doi.org/10.1016/j.jsxm.2020.10.009. Acesso em: 21 jan. 2025.

PUGLIESE, G. *et al.* Mediterranean diet as tool to manage obesity in menopause: a narrative review. *Nutrition*, v. 79-80, p. 110991, 2020. Disponível em: https://doi.org/10.1016/j.nut.2020.110991. Acesso em: 21 jan. 2025.

RODRIGO, C. *et al.* Effectiveness of workplace-based interventions to promote wellbeing among menopausal women: a systematic review. *Post Reproductive Health*, v. 29, p. 99-108, 2023. Disponível em: https://doi.org/10.1177/20533691231177414. Acesso em: 21 jan. 2025.

SANTORO, N. *et al.* The menopause transition: signs, symptoms, and management options. *The Journal of Clinical Endocrinology & Metabolism*, 2020. Disponível em: https://doi.org/10.1210/clinem/dgaa764. Acesso em: 21 jan. 2025.

SAMARGANDY, S. *et al.* Central arterial stiffness increases within one-year interval of the final menstrual period in midlife women: Study of Women's Health Across the Nation (SWAN) Heart. *Circulation*, v. 137, p. 362, 2018. Disponível em: https://doi.org/10.1161/circ.137.suppl_1.p362. Acesso em: 21 jan. 2025.

TAEBI, M. *et al.* Strategies to improve menopausal quality of life: a systematic review. *Journal of Education and Health Promotion*, v. 7, p. 93, jul. 2018. doi: 10.4103/jehp.jehp_137_17. Acesso em: 21 jan. 2025.

TAVARES, M. *Menopausa:* o momento de fazer as escolhas certas para o resto da sua vida. São Paulo: Editora Contexto, 2022.

SZEGÖ, Thais. Doença isquêmica do coração é a principal causa de morte em mulheres jovens. *Revista Galileu*, 18 jun. 2024. Disponível em: https://revistagalileu.globo.com/saude/noticia/2024/06/doenca-isquemica-do-coracao-e-a-principal-causa-de-morte-em-mulheres-jovens.ghtml. Acesso em: 21 jan. 2025.

TAK, Y. J. *et al.* Effect of collagen tripeptide and adjusting for climate change on skin hydration in middle-aged women: a randomized, double-blind, placebo-controlled trial. *Frontiers in Medicine* (Lausanne), v. 7, p. 608903, jan. 2021. doi: 10.3389/fmed.2020.608903. Acesso em: 21 jan. 2025.

SILVEIRA, B. B. da; FELIPPE, M. L. (Orgs.). *Ambientes restauradores*: conceitos e pesquisas em contextos de saúde. Florianópolis: LAPAM/UFSC, 2019. Disponível em: https://lapam.paginas.ufsc.br/files/2019/06/AMBIENTES-RESTAURADORES-conceitos-e-pesquisa-em-contextos-de-sa%C3%BAde.pdf. Acesso em: 21 jan. 2025.

OLIVEIRA, M. R. de; JUNGES, J. R. Saúde mental e espiritualidade/religiosidade: a visão de psicólogos. *Estudos de Psicologia* (Natal), v. 17, n. 3, p. 469-476, 2012. Disponível em: https://doi.org/10.1590/S1413-294X2012000300016. Acesso em: 21 jan. 2025.